「時間医学」の第一人者が教える

最高のパフォーマンスを引き出す習慣術

Humans'unconscious mind:
challenges for "chronomics" medicine

東京女子医科大学名誉教授
大塚邦明
Kuniaki OTSUKA

フォレスト出版

最高のパフォーマンスを引き出す習慣術◎目次

序章

意識的に処理できる情報は1100万個のうち、たった50個 12
人類の知力の源は 体内時計と脳の機能的ネットワーク 15

第1章

からだの中で刻まれる、もうひとつの「時間管理」

時を刻むペースメーカー細胞 ニューロンとグリア 22
人のからだの中には時を刻む時計のようなものがある 26
体内時計の発見にいたる経緯 29
からだのいたるところにある体内時計　親時計と子時計 31
体内時計にあったもうひとつの任務 34

からだの中には動いていない時計がある？　35
体内時計の1日は25時間、それとも24時間10分？　36
体内時計の1日はなぜ地球の自転より1時間ずれている？　37
太陽の光で時刻合わせを行う親時計　39
食事で時刻合わせを行う子時計　40
健康は時計遺伝子に支配されている　42
あなたのからだ、時差ボケしてない？　45
人は目から衰える　47
歳をとると時間が早くなるのには理由がある　48
パフォーマンスが上がる理想的な1日の過ごし方　50
コラム1　グリア細胞とは　24
コラム2　時計遺伝子が時を刻む仕組み　32

第2章

仕事の効率が上がる時間の使い方

アインシュタインの脳 58
朝起きて一番にすべきこと 61
1／fのリズムを整える 64
仕事がはかどるゴールデンタイムは1日に何度ある？ 66
昼食後15分の昼寝がパフォーマンスを最大化する 68
体内時計のリズムを壊さない間食とは 70
強いプレッシャーの下でもプレーできる能力を高める 71
パフォーマンスを上げる昼の主役は前頭葉の眼窩前頭皮質 73
直観的発想力を磨く 77
即座にベストの選択をするために 79
複雑なタスク処理の能力を向上させるコツ 80
懐かしい心を取り戻して心身を癒す 82
コミュニケーション力を高めるための鍛錬をする 84
パフォーマンスを上げるもうひとつの昼の主役はメンタル・タイム・トラベル 86
夜型人間と朝型人間、違いはどこから？ 91

忙しいときは夕食を2回に分ける　93
一日の仕事を終えた夕方も大切に　94
パフォーマンスを上げる本当の主役は夜の眠り　96

第3章 体内時計を活性化させる睡眠法

ジャンクDNAを促し遺伝子を変える眠りと運動と食事　100
小胞体ストレスを癒すジャンクDNA　101
眠りにはリズムがある　104
人はなぜ眠るのか？　107
記憶力を高めるための眠り その主役はグリア　109
眠りはアルツハイマー病の予防に不可欠　111
不眠には、いくつかのパターンがある　113
睡眠時無呼吸に注意　114
寝る時間、睡眠時間をどう考える？　115
メラトニンを活性化する　117

ラベンダーの香りで全身を休息モードにする 122
深い眠りを誘う食事 124
脂っこい食事が不眠のもとに 125
「寝酒を飲むとよく眠れる」は間違い 126
入浴は布団に入る2時間前までに 129
どうしても眠れないときの15項目チェック 133
コラム3 漢方薬 抑肝散の抗ストレス作用 103
コラム4 不登校の子どものための眠りのリズム 130

第4章 体内時計を活用した超効率運動法

運動で遺伝子を変える 146
目覚めと起床のリズム 150
30分の朝の散歩が健康を作る 152
仕事の効率を上げるために午前11時過ぎのウオーキングが有効 154
骨粗鬆症を防ぐ鍵は夕方の運動と夕食にあり 155

骨粗鬆症の薬にも落とし穴がある 158
夕方の運動が脳を健康にする 159
慢性痛に有効なのが朝と夕の軽い運動 162
動脈硬化を予防し大動脈瘤を治す夕方の運動 165
座りすぎをやめる 167
座っているときにパフォーマンスを上げるための運動 169
性交渉に最も安全な季節は夏 170
若さを保つ時間美容と時間アロマ 172
コラム5　本物は直感で見極めろ 148

第5章

時間医学が認める高パフォーマンス食事法

サプリは効くは大きな間違い 178
栄養素として必須微量元素の亜鉛はなぜ必要なのか？ 182
夜に食べると太る理由 184

腹時計を味方につける　187
体内時計のズレを直す食べ物とは？　189
パフォーマンスを高めるために最適な、3食の比率は？　191
代謝を調節するサーチュインと時計機構　193
腸はビジネスパーソンのパフォーマンスを上げるための花畑　194
オメガ3とオメガ6脂肪酸とは　198
食物アレルギーを予防する亜麻仁油　200
体内時計の乱れが内臓脂肪を増やす　201
たんぱく質を十分に取らないと脂肪肝になる　203
食物繊維は体内時計を整え、こころを癒すための食の基本　205
緑茶でがんを予防する　207
血圧と同じように血糖値も刻々変動している　209
時間を味方につけて糖尿病の食事療法を　210
内臓肥満を改善し糖尿病を予防するコーヒー　214
妊娠時の食生活の乱れが招く、子々孫々までの弊害　215

第6章

リアル・ワールドと向き合い遺伝子を変える

リアル・ワールドに応答する多様な体内時計とジャンクＤＮＡ　218

リアル・ワールドを見つめる　219

リアル・ワールドに溢れる社会的ジェットラグ　220

人工照明で夜が消えた環境が体内時計の不調をもたらす　222

ジェットラグ症候群 ドジャースがヤンキースに分が悪いわけ　224

乱れた体内時計を修復する　226

朝、起きる時刻を一定にして光を浴びる　228

週に一度だけでも6時間以上の睡眠を取る　229

朝食で生体リズムを整える　230

ＨＩＦ遺伝子と低酸素状態を上手に利用する　231

海外旅行の時差ボケを防ぐ「機内食断食」　233

テレビ体操で社会的ジェットラグの解消を　236

飲み物でリズムを整える　237

90分時計と3・5日時計に注目して体内時計を整える 238
90分時計の健康度をチェックする 239
90分時計、8時間時計、24時間時計が協同して働く、起床後の1時間 241
3・5日の生活リズムを整える 242
夜勤のある人は週の途中で体内時計をリセットする 245
生活治療で不都合な遺伝子を変える 246
人生は遺伝子で決められているは「嘘」 249
遺伝子検査の精度はまだ十分ではない 251
どうすれば遺伝子の宿命から解放される？ 254
遺伝子を変えるための食養生 ロイヤルゼリーとほうれん草 256

あとがき 259

※本文中の脚注・出典は266ページをご参照ください。

装幀◎河南祐介（FANTAGRAPH）
本文デザイン・図版作成◎二神さやか
DTP◎株式会社キャップス

序章

意識的に処理できる情報は1100万個のうち、たった50個

1983年、サンフランシスコの神経生理学者のベンジャミン・リベットは、人の心と脳の働きを調べる実験中に、大変なことを発見しました。**自分が何をするか意識するずっと前に、脳の活動が先に始まっていたというのです。**自発的と思っている行為は、実は、無意識に始動していたのです。

たとえば、目の前にケーキを置いて、脳の活動を調べてみます。被験者は迷った末に最終的にケーキを食べました。このときの脳の様子を見みると、ケーキを食べる決断をするよりも8秒も早く、脳の活動が始まっていたのです。本人が決心する前に、脳は食べることを決めていたのでした。そして、実際に行動する0・3秒前に、脳の運動野に「手を伸ばせ」と指示していることもわかりました。

まるで人には意志決定の心はないようにみえます。

お釈迦様の掌の中で動き回る孫悟空のように、私たちの振る舞いはすべて神の思し

応答は無意識のうちに実行される

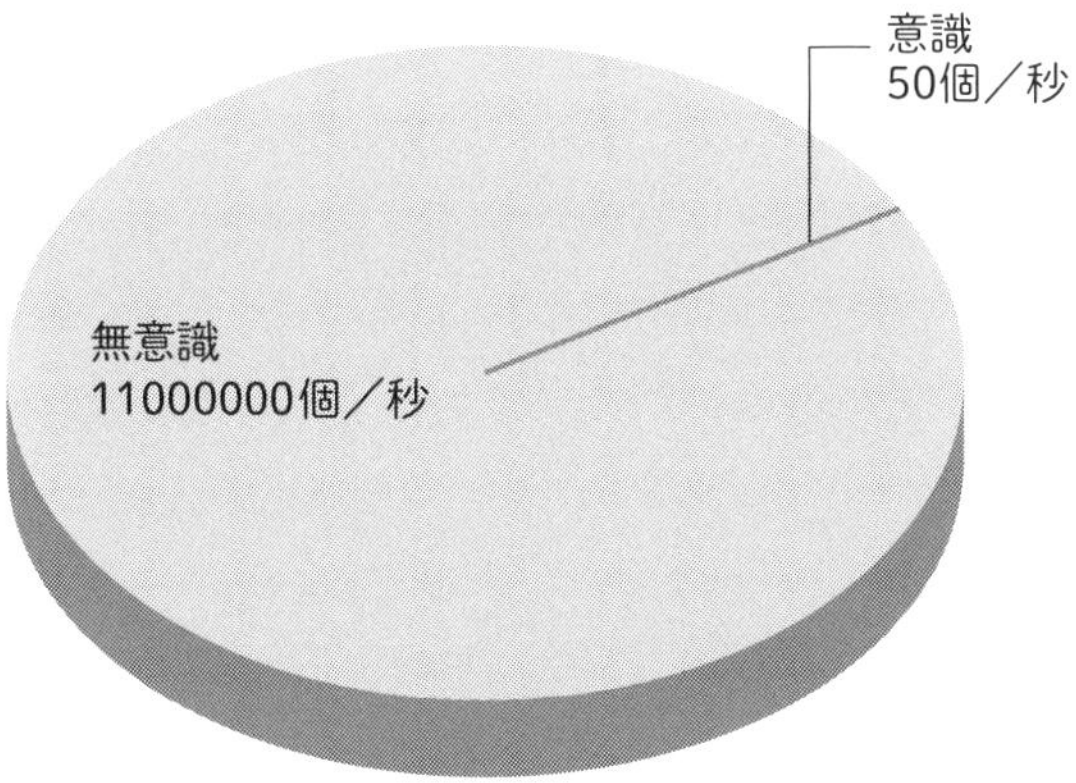

さまざまな感覚器官を通って脳に入ってきた情報のほとんどは、無意識の脳で処理されています。１秒当たり1100万余りの信号が脳に送られていますが、そのうち人が意識的に処理できる信号は、多くても50個です。残りの1100万余りの信号はすべて、脳にある無意識の箱にしまわれます。人はこの無意識の箱にしまわれた大量の情報を、無意識のうちに利用することで、環境に適応し進化してきました。したがって、パフォーマンスを向上させるためには、見えない世界に目を配り、聞こえない世界に耳を傾けることが大切です。

召しなのでしょうか。

いいえ、そうではありません。実は私たちの生命の中には広大な無意識の世界があって、無意識の脳がいろいろなことを決定しているのです。


1秒間に脳がどれだけの情報を認識しているか、考えてみましょう。

五感の中で最も情報量が多いのは視覚です。視覚は1秒で1000万以上の信号を受け取り、脳に送っています。聴覚は100万個、触覚は4～5万個、嗅覚と味覚からの信号は数千個の情報量です。

すべてを合わせると、**1秒当たり1100万余りの信号が脳に送られていることになりますが、そのうち人が意識的に処理できる信号は、多くても50個**です。残りの1100万余りの信号はすべて、脳にある五感以外の信号を受け取る無意識の箱にしまわれます。無意識の箱に入った大量の信号を無意識に利用することで、人類誕生以来、私たちは環境に適応し、進化してきたと言えます。したがって、見えない世界に目を配り、聞こえない世界に耳を傾けることこそが、パフォーマンスを向上させるための基本となるのです。

人類の知力の源は
体内時計と脳の機能的ネットワーク

地球に生命が誕生し約38億年を経て、ホモ・サピエンスが出現しました。東アフリカで進化した私たちの祖先は、約7万年前、紅海を渡りアジア、ヨーロッパ、オーストラリア、アメリカへと拡散していきました。人が地球を支配することができた理由は、適応能力の高さにあったと言われています。低圧低酸素の高所に住み、極寒で白夜と極夜のある北極圏に住み、今では火星を目指しています。

この適応能力の高さは、脳を大きくして知力を獲得したことによって得られました。

そして、その知力の源は、脳の視床下部の視交叉上核にある「体内時計」と、100億個もある脳神経細胞（ニューロン）間で機能的な連繋網を作って知力を生み出し、状況に応じてコミュニケーションを組み直す「脳の機能的ネットワーク」にあります。

機能的ネットワークの代表が、「デフォルト・モード・ネットワーク」です[1]。

デフォルト・モード・ネットワークとは、体内外からの情報を受け取る頭頂葉、その情報を整理して決断を下す前頭葉、さらに、それを記憶する側頭葉による広域コミュニケーション・ネットワークのことです。

この3つの新皮質は、情動や自律神経・ホルモンの働きを増幅する旧皮質（大脳辺縁系）と連絡し合いながら、喜びや充実感、達成感を感じつつ、観察力（頭頂葉）と価値観力（前頭葉）と記憶力（側頭葉）を駆使して新しい環境に応答し順応していく助けをします。

このようにして人は文明を開花させてきました。文明と文化の進展は１９００年以降目ざましく加速し、それまで見えなかったものまで見ることができるようになりました。

精度のよい望遠鏡の開発によって、宇宙の果てまでマクロの世界が見えるようになりました。また、分子顕微鏡を使うことで、分子、原子、電子、クオークなどミクロの世界も見えるようになりました。

マクロの世界の新知見は望遠鏡レベルだけでなく、脳の中にもあります。人と楽しく会話をしているときには、脳の活動が瞬時に変動しています。それが肉眼レベルで可視化され、映像として見えるようになった。こうした脳の広域ネットワークの発見はマクロの世界です。

脳の振る舞いが可視化できることで、俄然注目されるようになったのがグリアです。 これまでは人の知力の源はニューロンだと考えられていましたが、ニューロンは昼間だけの主役で、夜の脳の主役はグリアだったのです。グリアについては、第1章でくわしく解説します。

ミクロの世界の新知見の代表は、ジャンクDNAの発見でしょう。人の生命活動を決定づけていたのは遺伝子ではなかったのです［2］。

生命活動を操るタンパクをつくり出す暗号として使われるDNAが、すなわち遺伝子です。**しかし、ヒトゲノム解析の結果、明らかにされたのは、遺伝子はゲノムのたった1〜2％にすぎないということでした。** それ以外の98％のDNAはガラクタのようなもので、ジャンクDNAという言葉で片づけられてしまいます。

つまり、人の遺伝子の数は線虫とほとんどかわりなく、生物が高等になるとともに増えていくのは、ジャンクDNAだったのです。人の並外れた能力と多様性は、遺伝子の数では説明できません。ジャンクDNAが多様に、そして、複雑に遺伝子に働きかけることで、さまざまな生命活動が生み出されていたというわけです。その意味では、ジャンクDNAはガラクタとは言えません。

ジャンクDNAは人と人とのコミュニケーションの行き違いから生じるストレスを取り去り、ウイルスや細菌の感染から身を守り、がん発症を予防し、一人ひとりの環境からもたらされる課題に遺伝子を順応させ、適応できるよう変貌させます。

ジャンクDNAは食事と運動と眠りの力を借りて、両親から受け継いだオリジナルの遺伝子を、健やかな毎日と仕事の能力を高めるための新しいDNAに変貌させるのです。

ゲノムの世界も「氏より育ち」だったのです。

本書では、体内時計とデフォルト・モード・ネットワーク、グリアとジャンクDNAに注目しつつ、ビジネスパーソンがパフォーマンスを上げるためのコツのようなものを解説していきたいと思っています。

一方で、リアル・ワールドに目を向けると、30数億年をかけて獲得してきた体内時計の能力は、光環境の変化や、人と人とのコミュニケーションの複雑化、あるいは超

脳内神経ネットワークとジャンク DNA を統括して仕事の効率を上げる「体内時計」

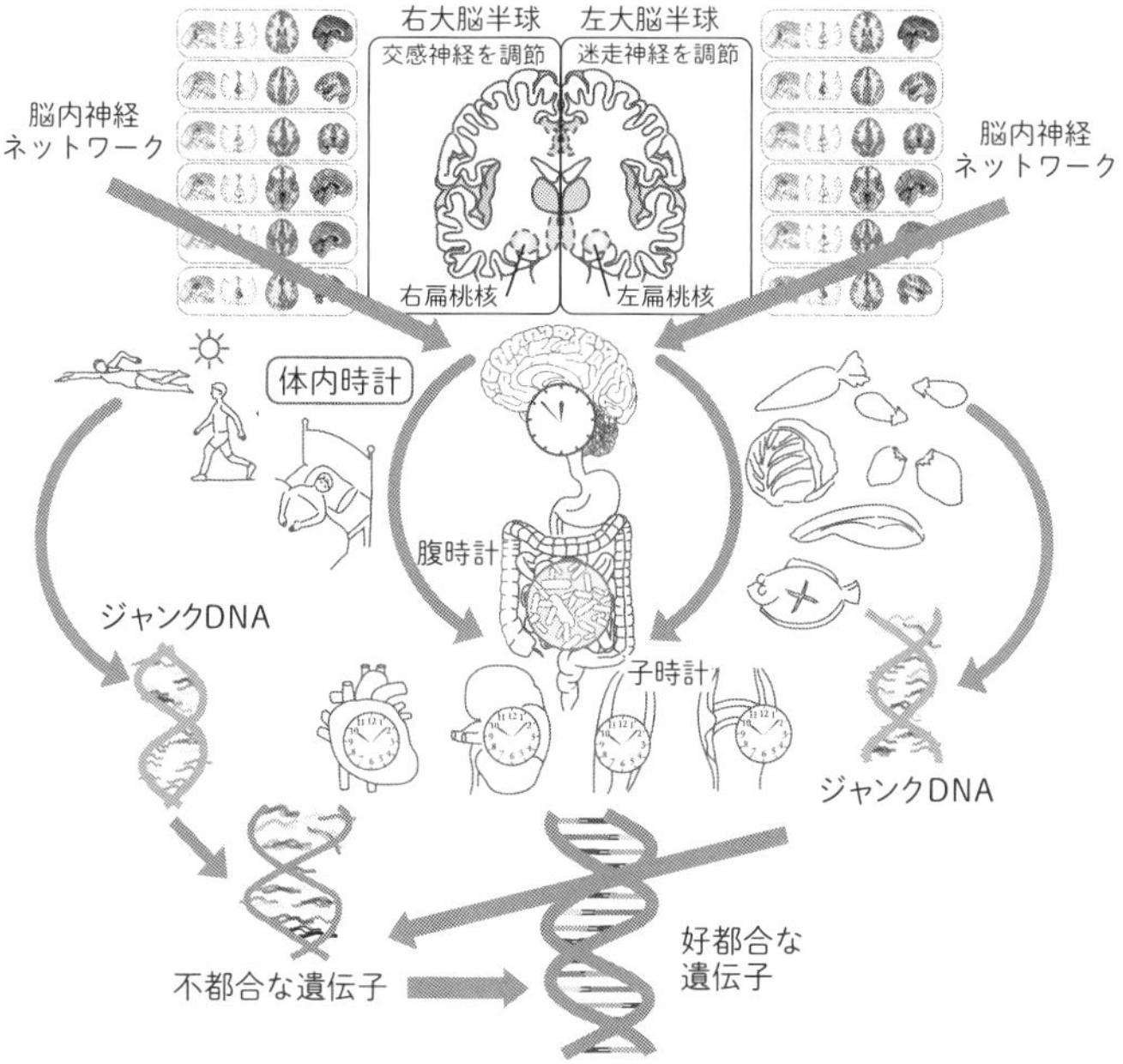

環境に適応し進化して人間時代を築いた人類。その知力の源は、「体内時計」と「腹時計」でした。体内にある 2 つの時計は、1000億個もある脳神経細胞（ニューロン）とその10倍以上ものグリア細胞の間で機能的な連繋網（脳内神経ネットワーク）を作っていました。(図の上半分)。

「体内時計」と「腹時計」はジャンク DNA を操って、不都合な遺伝子を好都合な遺伝子に様変わりさせて、多様な生命活動を生み出していました。何を食べるか、どれくらい眠るか、など日々の生活がジャンク DNA に働きかけ、その情報によって遺伝子の働きは常に改変し続けます。暮らしぶりを変えれば、不都合な遺伝子は好都合な遺伝子に確実に変わることができるのです（図の下半分)。

高齢社会の深刻化によって、十分に発揮しづらくなっています。

体内時計の能力を十分に活用するために、リアル・ワールドとどう向き合っていくのがいいか。そのための工夫を知っておくことが大切です（第6章参照）。近年の顕微鏡的視野に立った健康科学の進歩で、「睡眠」と「食事」と「運動」という生活習慣を見直せば、乱れた体内時計のリズムが修復できることが明らかになりました。

本書では、リアル・ワールドにおける体内時計の活用法についても解説したいと思います。

第1章

からだの中で刻まれる、もうひとつの「時間管理」

時を刻むペースメーカー細胞ニューロンとグリア

最近の20年間、体内時計研究は急速に進歩し、生活のパフォーマンスを上げるための健康関連のサイエンスは急展開しました。

体内時計には親時計と子時計があります。脳にある親時計は、からだの隅々の細胞が持つ子時計に指令を出してフル活用し、私たちの心・技・体のエネルギーバランスをバージョンアップしています。ですから、親時計をシンフォニーの指揮者とすれば、子時計は楽器を奏でるプレーヤーたちです。両者がピタリと連携すれば、メリハリをつけてからだの細胞を操ることができ、パフォーマンスは大きく上がります。

体内時計は、昼や夜、夏や冬など、時間の周期的な変動に応答しつつ、からだところを最適な状況に微調整するとともに、予期せぬ自然環境の変化にも適応してきました。人が地球で人間時代を築くことができたのは、ひとえに体内時計が持っている適応能力のおかげなのです［1、2、3］。

長年、体内時計の中で時を刻んでいる細胞（すなわち、時計細胞）は、ニューロン（神経細胞）だと考えられてきました。ところが、２０１７年、もうひとつの時計細胞が発見され、世界中の科学者が肝を冷やしました。

ニューロンにある、時を刻む遺伝子がペースメーカー遺伝子として働いているのは昼間だけで、夜のペースメーカーはアストロサイトと呼ばれるグリア細胞だったのです［4］。アストロサイトとニューロンは、互いに連絡を取り合いながら、働く時間帯を夜と昼に二分していたのです。

第2章で説明しますが、パフォーマンスを上げるには、昼だけではなく夜への配慮が重要です。そして、夜に時を刻む時計遺伝子は、アストロサイト（グリア細胞）が主役であることを考えると［4、5］、ビジネスパーソンが成功するためのコツは、ニューロンよりもむしろグリアへの働きかけにあるとわかってきました。

パフォーマンスの主役は、なぜニューロンではなくグリアなのでしょうか。

それは、神経ネットワークへの連絡速度が、ニューロンに比べてアストロサイトのほうがはるかに高速だからです。しかも、その高速道路は1本だけではなく、数本の高速連絡網を使用しています。**瞬時に大量の脳神経に指令を送り、ひとつに束ねて、**

まとまった振る舞いをさせる能力は、ニューロンよりもアストロサイトを用いた方が効率的なのです［6］。

グリアは体内時計だけではなく、眠りの質を上げることにも大きく関わっています［7］。記憶力を高めるための徐波睡眠（深い眠り）を創出するのも、眠りの質を向上させるのも、脳に溜まった老廃物を洗い流してアルツハイマー病を予防するのも、グリアの働きでした。グリアと眠りとの関わりについては第3章でくわしく解説していきます。

コラム1　グリア細胞とは

人の脳には1000億個の脳神経細胞（ニューロン）と、その10倍以上ものグリア細胞があります。グリア細胞には、オリゴデンドロサイト、ミクログリア、アストロサイトの3つがあり、最も数が多いのがアストロサイトです。

アストロサイトは、1887年に初めて顕微鏡で観察されたとき、星のような外見をしていたことから命名されたのですが、最近の細胞染色法の進歩で、実は細胞体からスポンジのように複雑な形の突起を伸ばして、脳の空間を満たしていることがわかりました。

「グリア」はラテン語で接着剤を意味します。グリアは、ニューロンの集団を支え、ニューロンに栄養を送る接着組織とみなされてきました。しかし、グリアの働きは、それだけではありませんでした。

アストロサイトは、過剰なイオンや神経伝達物質を速やかに除去することによりニューロンの働きを助けています。睡眠時に脳から有害物質を取り除くのもアストロサイトの働きです。

アストロサイトはたったひとつの細胞で、ニューロンの生存環境のハウスキーピングから、情報伝達や脳血流制御までこなしている、驚くほど多機能でパワフルな細胞なのです。

アストロサイトをはじめとするグリア細胞が、パワフルな能力を適材適所で発揮することで、脳の損傷を治し、脳腫瘍やパーキンソン病の悪化を抑制し、うつ病やてんかん発作を予防し、慢性痛を軽減するなどの重要な働きをしています。「無意識」の世界（第2章参照）でストレスを処理するという任務も担っています。

人のからだの中には時を刻む時計のようなものがある

体内に時計がある、といっても、そんなものを持った覚えはないと思われるかもしれません。ここでいう時計はもちろん比喩です。実際には、1972年に発見された脳の視床下部にある部位を指し、これを「体内時計」と呼びます。

体内時計の中に時計遺伝子があって、24時間を周期に規則正しく時を刻んでいます。これが生体リズムです。

体内時計が時を刻む仕組みは、種にかかわらず普遍的で、地球上の生物はいずれもほとんどそっくりの仕組みで時を刻んでいます。逆に言えば、時計の機能を獲得できなかった生物は、子孫を残すことができずに、進化の過程で消え去っていったと考えられます。

約5億年前のカンブリア紀以前、生物はすでにこの機能を身につけていました。すなわち、生体リズムとは、生命誕生からじつに30億年を超える歳月をかけて、生き延びるために獲得してきた生理機能なのです。

私たちのからだには、「腹時計」という、もうひとつ別の時計があります。

腹時計は、体内時計とは独立して働いています。その影響は、脳の体内時計からの指令よりも強く、からだの子時計のリズムは、たとえば明暗条件に関係なく、腹時計に従って時を刻みます。通常は脳に操られているはずの体温や運動、あるいは脈拍数のリズムすら、腹時計のリズムに影響されて変化してしまうのです。

なぜ、腹時計の力は、生体時計よりも強力なのでしょうか。

その理由は簡単です。生体リズムにかかわらず、餌があるときに食べるという能力が、生き延びるために必要だったからです。餌が豊富ではなかった古代の生存環境では、生体リズムに則って食を取るなどと悠長なことを言っていたのでは、生き延びることはできませんでした。

それでは、体内時計と腹時計さえあれば、十分だったのでしょうか。

実は、人はもうひとつ別の時計を持ちあわせています。

「こころの時計」です。

私たちのからだには10秒後や60秒後、あるいは6時間後とか8時間後を予測する仕組みが備わっています。「明日は、朝早く出張だ。朝4時に起きよう」と目覚ましをセットして眠ります。するとセットした時刻の数分前に目が覚めることがあります。これは、こころの時計が無意識のうちに働いたからです

人は氷河期、マンモスに寝込みを襲われないために、襲撃の時刻を予知することが必要でした。危険の到来を予測しそれを回避するための仕組みとして、人はこころの時計を作り上げたのです。さらに、危険から身を守るばかりでなく、変化する環境を予知して健康を保ち、病気から身を守ってきました。

人が自由に時間と空間を行き来することができるのも、こころの時計のおかげです。

今、カナダにいたかと思えば、もう京都の東山で遊んでいます。亡くなったはずの友人と楽しく話をすることもできますし、未来の国で未来の人に会うこともできます。まるで超高速タイムマシーンに乗っているかのような素早さです。

過去の世界に旅し、記憶を思い起こします。過去を再構築して未来のために、新しい情報を創造します。人は時間旅行をすることで新しい領域を開拓し、進化してきた

のです。

体内時計の発見にいたる経緯

18世紀のフランスの天文学者、ド・メラン（1678－1771）は、オジギソウの葉が夜になるとまるで眠るかのように葉をすぼめ、昼になると葉を開くことを観察し、何か時計のような装置があるに違いないと想像しました。葉の就眠運動です。

進化論の提唱者であるチャールズ・ダーウィン（1809－1882）も、葉の就眠運動に強い関心を示しました。1880年には、86属の植物を観察し、マメ科に属する49属の植物をはじめ、マメ科以外の植物にも就眠運動が見られることを、息子のフランシスとともに著書にまとめています。『植物の運動力（The Power of Movement in Plants）』という力作ですが、生物学者ではなかったために、この発見はしばらく埋もれたままになってしまいました。

1936年、ドイツのエルヴィン・ビュニングはベニバナインゲンの葉の就眠運動を観察して、植物はその中に時計のようなものを持っていて地球の自転と同期して時を刻んでいる、という「概日時計仮説」を発表しました。しかし、当時の科学者たちからは、「神秘説、形而上学」だと笑われて相手にされませんでした。

体内時計は、地球に棲むすべての生物に備わっています。人のからだに体内時計があることが発見されたのは1972年です。**脳の視床下部にある、左右一対の、米粒のような細胞の塊が、体内時計でした。**視床下部というのは、健康を維持するためにからだの働きを調節している、自律神経やホルモンなどを取りしきる細胞の集まりです。

それから25年経った1997年に、体内時計の中に時計細胞があり、時計細胞の中に時を刻む遺伝子があることが発見されました。時計細胞の中にあるたった6個の時計遺伝子によって24時間の時が刻まれていたのです。そのシンプルさに世界の誰もが驚きました。

その後の数年間の研究から、体内時計は私たちの健康を維持するための仕組みであることが明らかにされてきますが、そのときはこんなシンプルな仕組みが、まさか病気から身を守るための見張り番であるなどとは、思いもよらないことでした。

からだのいたるところにある体内時計

親時計と子時計

時計遺伝子が見つかると、世界の学者は、それが体内時計（視床下部の視交叉上核）以外にもあるか、探索を始めました。そして、その結果を見て仰天しました。

私たちのからだの、いたるところに時計が溢れていたのです。

脳の体内時計の中だけではなく、心臓、血管、肝臓、膵臓、腎臓、そして皮膚や髪の毛、口腔内の粘膜にいたるまで、**からだの数十兆のすべての細胞に時を刻む遺伝子があり、時を刻んでいました。**

いったい、どういうことなのでしょう。

体内時計という呼び名では混乱してしまいます。それゆえ脳にある体内時計を親時計。細胞にある体内時計を子時計と呼ぶことになりました。

今では親時計が指揮者で、子時計がピアニストやバイオリニストといったプレーヤーと考えられています。からだ中にある時計は、オーケストラのように、生命の躍動という名のシンフォニーを奏でていたのです。

コラム2　時計遺伝子が時を刻む仕組み

柱時計が振り子の揺れを利用して時を刻むように、体内時計は遺伝子からタンパクへの化学反応の変化を利用して時を刻んでいます。脳の時計細胞の中には、時を刻む仕組みの中心（コア）になる6個の時計遺伝子があります。脳の時計細胞について、少々難解かもしれませんが、その仕組みをざっと説明しておきます。

このコアとなる時計遺伝子につけられた名前は、「ピリオド遺伝子」「クリプトクロム遺伝子」がそれぞれ2個、「クロック遺伝子」と「ビーマルワン遺伝子」がそれぞれ1個ずつの計6個です。

クロックとビーマルワンは協同して働き、ピリオドとクリプトクロムの遺伝子からタンパクを作ります。そこで作られた時計タンパクが十分量になると、遺伝子からタンパクへの化学反応が抑制されます。これがネガティブ・フィードバックで、やがて時計タンパクが減るとともに抑制効果が弱まり、時計タンパクの産生が再開されます。この一連のフィードバックの仕組みが「コアループ」です。このコアループの周期が、約24時間で、この周期から、サーカディアンリズムという生体リズムが作り出されているのです。

時計遺伝子の発見を機に、時計遺伝子のありかを探求する研究がはじまりました。

ホタルの発光は、ルシフェリンという発光物質をからだの細胞に組み込み、体内時計が働きはじめると光ります。この仕組みを利用して、時計細胞がどこにあるのか、どのような時刻に働きはじめるのか、ホタルのからだ中の細胞が調べられました。そしてあっと驚くような事実が、次々と発見されていきました。

時計遺伝子のありかを示しているはずのホタルの発光は、脳の体内時計の中だけではなく、からだのいたるところから観察されたのです。血管や心臓あるいは肝臓や腎臓など、ほとんどの末梢組織において、日周発現する遺伝子群の存在が確認されました。

人間のからだにおいても、数十兆に及ぶ大部分の細胞で、分子時計が回っていると考えられています。分子時計はからだ全体から臓器、そして細胞にいたるまで多重の階層構造をしており、それらが一体となって約24時間のリズムを奏でているのです。

また、2019年までに時計遺伝子として、上述の6個を含む20数個の遺伝子が報告されています。

体内時計にあったもうひとつの任務

体内時計を持たない生物は、地球上にはいません。人からバクテリアにいたるまで、ありとあらゆる生命が体内時計を持っています。それゆえ、時を刻む仕組みを身につけなかった生物は、地球上から滅亡していったと考えられています。

なぜでしょう?

体内時計には、もうひとつ重大な任務があるからです。

それは、**時計遺伝子を働かせることで、健康を維持し、老化を防ぎ、病気を予防しているのです**。具対的には、自律神経とホルモンの管理、未病の予知、紫外線や汚れた空気で傷ついたDNAを修復してがんを予防、免疫力を高めることでがんの芽を摘み取る、などです。

たとえば、体内時計に異常がある人は、高血圧、コレステロールや中性脂肪の増加、糖尿病、認知症、がん、骨が脆くなる、などのリスクが高くなってしまうのです。

地球に棲み、生き延びていくためには、体内時計を獲得することが必須だったのです。

からだの中には動いていない時計がある？

体内時計は全身の細胞に備わっているのですが、唯一、動かない時計を持っている細胞があります。それは男性の精巣の細胞です。

精巣の細胞にも時計遺伝子はありますが、時計が止まっているため、時計タンパクが作られません。人類が滅びないためには、いつでも子孫を残すことができるほうが有利です。それゆえ、人は、あえて、生殖細胞の時計を止めているのでしょうか？

では、女性の卵細胞の時計はどうなのでしょう？　まだ十分にはわかっていませんが、多くの研究者は、卵細胞の時計も精巣細胞と同じように、動いていないのだろうと推測しています。

体内時計の1日は25時間、それとも24時間10分？

　人間の体内時計が時を刻んでいることは、隔離実験室でのフリーラン実験で証明されました。フリーラン実験とは、太陽光の影響を受けることのない暗い部屋で、自由な環境で日々を過ごしてもらう実験のことです。たとえば、毎日の仕事の任務に拘束されず、勝手気ままに飲食し、眠くなったら眠り、目が覚めたら活動する、ということです。

　実験の結果、**太陽の光がないにもかかわらず、体温やメラトニンなどのホルモンに約24時間のリズムが現れ、長期間にわたってそのリズムが継続することがわかりました**。私たちのからだの中には確かに体内時計があり、体内時計が約24時間のリズムを作り出していたのです。

　フリーラン実験では、体内時計が醸し出す体温のリズムは、24時間よりも1時間長く、25・0時間でした。フリーラン実験での体内時計の1日の周期には個体差や性差があり、女性は男性よりも少し長いと言われています。明暗の変化がなく、連続照明下で生活するときは、フリーラン実験と同じく体内時計の1日は25・0時間ですが、完全暗黒下や目が見えない視覚障害者では、体内時計の1日は少し短く24・5時間です。その理由はよくわかっていません。

体内時計の1日の長さを決めるのに、隔離実験とは違う方法があります。睡眠と覚醒を24時間ではなく、22時間や28時間で繰り返して生活させるという強制的非24時間実験法です。この方法では、体内時計の1日の長さは約24時間10分と計測され、フリーラン実験の25時間よりも短く測定されています。

その理由は、この実験方法では、昼間の時間帯に浴びる光が生体リズムの位相を前進させるために1日の長さが短く測定されてしまうからです。

体内時計の1日はなぜ地球の自転より1時間ずれている？

体内時計のリズムは約25時間です。地球の自転周期は約24時間であるのに対して、体内時計はなぜ1時間ほどずれているのでしょうか？

その理由は、このリズムを守り、継続していくための工夫だと考えられています。

地球の自転周期は、現在約24時間です。しかし、実は長い時間をかけて、わずかずつ遅くなっているということを、みなさんはご存じでしょうか。そもそも地球が誕生したころには、自転周期は5時間程度だったと考えられています。10億年前には、1日の長さは約20時間。約5億年前のカンブリア紀には約21時間で、今より3時間も短かったのです。ヒトが属する霊長類が誕生したのは約3500万年前といわれていますが、そのころの1日の長さは23・5時間くらいでした。

地球上の生命は、長い歳月を経た進化の過程で、「地球の自転の速さが変わる」ということを遺伝子レベルで体験してきました。そして、**生体リズムを保持するための機構として、約1時間の「遊び」を設定した**のです。

地球の自転と同期して効率よく生活するために、人は毎日この1時間のずれを調整しています。その役目をしているのが太陽光です。なかでも、青色の光の働きがもっとも強力です。青い空をみると心が和むことの原点は、このあたりにあるのかもしれません。

夜更かしをしないとしても、リアル・ワールドでの「体内時計の1日の長さ」は、生活行動とともに変化しています。散歩やエクササイズ等の運動の影響はほとんどないものの、仕事の内容、昼寝の有無、環境磁場、あるいは昼間の照明環境の影響を受けて、1日の長さが変化することがわかっています。つまり、**仕事場の環境変化や睡眠時間の違いで、体内時計の1日の長さが毎日微妙に変化している**というわけです。

それを毎日繰り返せば、時差ボケと同様の状態になって、不眠、疲労感、便秘、食欲や集中力の減退といった症状が現れてきます。ほかにも、思いもかけないような健康被害が引き起こされます。それにはどのように対処していけばよいのでしょう。第6章でくわしく解説します。

太陽の光で時刻合わせを行う親時計

24時間のうちの活動開始の時間帯に光を浴びると、生体リズムの位相は1時間前進し、一方、休息開始の時間帯に光を浴びると1時間後退する、という仕組みが備わっています。

多くの人は、**活動開始の時間帯（すなわち朝）に、光を浴びます。すると、生体リズムの位相が1時間前進し、25時間の生体リズムが24時間（すなわち、地球の自転周期）に修正される**のです。一方、ラットのような夜行性動物の場合は、夜間の活動を終え、休息開始の時間帯に光を浴びます。したがって、リズムの位相が1時間後退します。ラットの体内リズムは23時間なので、24時間に調整されて帳尻が合うのです。

食事で時刻合わせを行う子時計

実験動物の親時計を壊すと、睡眠のリズムや体温のリズムなど、生命活動のリズムが消えてしまいます。ところが、その動物に毎日決まった時刻に餌を与え続けると、その時刻の前後の活動量が増えるようになります。そして、その約12時間後の時間帯に活動量が最も低下する（休息する）という、新しいリズムが現れてきます。つまり、**腹時計のリズムが親時計のリズムを作る**のです。

「いつ食べるか」というタイミングが体内時計に影響することは、さまざまな研究で確認されています。

実験動物に、人間でいえば深夜に該当する時間帯に餌を与え続けると、やがて本来のリズムを無視して、昼夜逆転現象が起こります。本来なら寝ているはずの時間帯に、さかんに活動するようになるのです。つまり、**親時計より腹時計のリズムのほうが強くなってくる**わけです。

早稲田大学の柴田重信教授らは、マウスを使って次のような実験を行いました。人間の食事のタイミングでいうと「朝・昼・夕」の一日三食に該当する時間帯に餌を与えるA群と、「朝・夕・夜（深夜）」の時間帯に餌を与えるB群とに分け、生体リズムの変化を調べたのです。その結果、夜食を食べさせたB群は生体リズムが乱れてしまうことがわかりました。

また、食事を与えるタイミングと量をいろいろ変化させたところ、「朝食をしっかり取る」ことが、体内時計の時刻合わせを行い、生体リズムを維持するうえで最も大きな効果をもたらすことが明らかになりました。

人間の場合にも、次のような報告があります。意識がない患者さんや衰弱した患者さんに栄養を補給するため、鼻などからチューブを通して胃に栄養物を投与する「経管栄養」という方法があります。この際、時間を考慮せずに投与していると、体温などの生体リズムが乱れてしまうのです。1日3食のタイミングに分け、規則正しく栄養を与えるようにすると、生体リズムも正常に戻せることが確認されています。

ところが、直接血管に針を刺し、血液の中に栄養物を送り込む「中心静脈栄養」という方法では、規則正しく栄養補給をしても、生体リズムが回復しないのです。このことから、食べ物が胃や腸を通過して刺激することが、食事によるリズムが作られるために重要であると考えられます。

生体リズムの維持には、三度の食事を規則正しく、決まった時間に取ることが重要です。なかでも朝食の役割は非常に大きいので、絶対に抜いてはいけません。毎日同じ時間に、しっかり取るのが一番です。

健康は時計遺伝子に支配されている

時を刻む仕組みが壊れると、人は病気になってしまいます。

たとえば、時計遺伝子のひとつを取り除いたマウスは生後11週齢までは特に目立った病気はないのに、成長とともに白内障になり、筋肉量が減り、骨粗鬆症になり、自律神経の働きが低下し、ホルモンのバランスが乱れ、免疫力が落ちて、老化が普通の数倍も早く進んで、本来は2年生きるはずが、わずか2カ月で死んでしまったのです。予想外の結果でした。

時計遺伝子は発がんにも関わりがあるようです。時計遺伝子を取り除いたマウスに放射線を照射すると、正常のマウスよりも発がんの確率が高まり、がんの成長スピードも早く、早期に死亡してしまいました。

次のような実験も行われています。時計遺伝子変異ハムスターは、生体リズムに異常があるだけではなく、寿命が短いことが知られています。そこで、そのハムスターに時計遺伝子変異のない、健康なハムスターの脳の親時計を移植してみました。すると予想どおり、生体リズムが回復して、寿命が延びたのです。

今では、時計遺伝子に変異がある人と健康な人を追跡して、糖尿病やがんなどの発病頻度を調べるフィールド医学調査が行われています。人の調査結果もマウスやハムスターの結果と同様でした。時計遺伝子に変異がなくても、**不規則な生活で生活リズムの乱れが続くと、糖尿病やがんの発症頻度が高くなる**のです。

たとえば夜勤を含む不規則勤務の女性では、乳がんのリスクは約2倍、男性では前立腺がんのリスクは約3倍にもなります。不規則勤務が原因の生活リズムの乱れは、体内時計の働きを狂わせてしまうのです。

光と温暖は太陽のめぐみですが、一方、昼間、全身に降り注ぐ紫外線は、細胞の遺伝子を攻撃します。遺伝子の本体DNAの損傷は1細胞当たり1日50万回も発生します。

それでは、紫外線を浴びる人は、必ずがんになってしまうのでしょうか。

そうではありません。**私たちは、がんになるのを未然に防ぐ力を持っている**からです。私たちのからだの中には、DNAに傷がつくと、その傷を自動的に修復する仕組みが備わっています。「時計遺伝子に見守られた細胞周期」という仕組みです。

細胞周期とは、ひとつの細胞が分裂して2つに増える仕組みです。細胞分裂は24時間のリズムで繰り返されます。分裂の過程で、時計遺伝子がその傷を見つけ出し、夜、眠っている間に修復して正常な状態に戻します。多くの場合は元の正常な状態に戻りますが、たまたま修復できなかった場合、それはがん細胞の種になります。

それが繰り返されると、がん細胞の種から芽が出て成長していきます。しかし、芽が出たとしても、すぐにがんへと成長していくわけではありません。免疫の働きで、私たちはその芽を摘み取っていくからです。

ところが、不規則な生活リズムで時計遺伝子の働きが不調になっていると、「細胞周期」のがんを防ぐ仕組みが乱れます。がん予防の力が弱くなり、がんの種が残ってしまうのです。さらに、**体内時計の不調は、「免疫力」の低下をもたらし、免疫反応のリズムを壊します**。その結果、がん細胞の芽を取り除くことができなくなり、がん細胞の成長が始まります。

これが「体内時計が乱れるとがんにかかりやすくなる」理由です。

あなたのからだ、時差ボケしてない？

生体リズムとは、睡眠・覚醒周期、体温調節、血圧周期、心拍周期、排便周期など、身体のさまざまな働きのリズムが、寄せ集まったものです。

飛行機で海外旅行に行った場合、これらの働きのうち、睡眠と血圧のリズムは、すぐ海外の生活リズムに順応できます。心拍のリズムも、比較的早く順応することができます。しかし、体温や排便のリズムは、海外での生活リズムに順応するのに、1週間から10日間を必要とします。そのため、旅行前にはからだの中で、1つに統一されていたリズムが、新しい環境下ではバラバラになってしまいます。

これが時差ボケです。

このようにバラバラになったリズムが、海外での生活リズムに順応するために、必要とする時間には、個人差があります。1週間から遅い人では数カ月が必要となります。順応するまでの間、睡眠障害、眠気、疲労感、ぼんやり感、目の疲れ、作業能力の低下、胃腸障害、だるさ、食欲低下、頭重感、覚醒困難、生活リズムの乱れ、気力低下、はきけ、いらいら、空腹感、便秘など、さまざまな症状が出現することとなります。

時差ボケとは、「体内時計が外界の生活時間とうまく適合しないために、種々の心身の不調を来たす状態」と定義されています。その症状はさまざまで、多い順に列挙すると、睡眠障害（67％）、日中の眠気（17％）、精神作業能力の低下（14％）、疲労感（11％）、食欲低下（10％）、ぼんやり感（9％）、頭重感（6％）、胃腸障害（4％）、目の疲れ（3％）、イライラ（3％）などです。

人は目から衰える

「人は眼から衰えていく」と言われるように、加齢の影響は、まず眼の網膜の光受容に現れます。光同調は、網膜にあるメラノプシンという光受容タンパクが担当しています。眼が見えなくともメラノプシンがあれば光受容はできます。

このメラノプシンが発見されたのは、比較的最近のことで、１９９８年です。この発見によって光同調の仕組みが解明されてから15年足らずですが、その間にいろいろなことが明らかにされてきました。

たとえば、**外形上は若い人のものと変わりない網膜でも、高齢者のそれは光を受容する感度が確実に落ちています**。一見健康な高齢マウスでも、しばしば若齢マウスの20分の1未満にまで低下しています。高齢マウスはメラノプシンを介する光受容の効率が減退し、すぐに誘導されるはずの時計遺伝子の発現が遅れ、その発現量も著しく減少していました。

40歳を過ぎたら、まずは光受容の感度が低下しているものと考え、早期にそれに対応する工夫を始めることが大切です。少しでも多くの光を浴びるように日常生活を工夫することも大切です。もし、白内障が原因なら早めに治療してください。眼に対する気配りこそパフォーマンスを上げるために必要な生活治療の第一歩です。

歳をとると時間が早くなるのには理由がある

人間には時間を受容する感覚器はありませんが、ヒトをはじめ高等動物には、比較的短い時間経過を推し測る「砂時計」のような働きが備わっています。これによって10秒後や60秒後、あるいは6時間後とか8時間後を予測することができるのです。

普段は毎朝6時に起きている人が、「明日は孫の運動会だ。場所取りにいこう」と、朝4時に目覚ましをセットしたとします。すると不思議にも、セットした時刻の数分前に目が覚めます。こんなことを体験した人は、少なくないでしょう。

楽しいことをしているとあっという間に時間が経つのに、会社で嫌な仕事をしているときは、時間はなかなか進んでくれません。あるいは交通事故に遭うとほんの数秒足らずなのに、時間はすごくゆっくりと流れ、数分あるいは十数分にも感じます。子どものころの時間はゆっくり流れていたのに、おとなになると信じられないくらい時間が早く過ぎ去ります。

このように時間の速さは、自由自在に伸び縮みします。これが、こころの時計の働きです［1、2、3］。

この働きは、積極的に行動のタイミングや間合いを取り、常に変化する環境に適応するために重要な役割を果たすと考えられています。

一方、2016年、ピッツバーグ大学のコリーン・マクラング博士らは、交通事故などで突然に亡くなった210人の健康だった人たちの脳を調べました［4］。人の概日リズムは高齢になるとともに早い方にシフトするため、早寝早起きになり、時間のリズムは崩れていきます。この調査でも、確かに**高齢者の脳では若い人にみられる時計遺伝子の活動が弱まっていました**。

ところがこの調査で、マクラング博士らは大変なことを発見しました。体内時計の働きが衰えているはずの高齢者の脳の前頭葉に、これまで見つかっていなかった新規の遺伝子群が現れて、まるで別の時計が生体リズムの乱れを補おうとしているかのように働いていたのでした［4］。

歳とともに朝早く目が覚めるのは、どうやらこの遺伝子群の所為のようでした。高齢者には高齢者だけの別の世界があるようです。**前頭葉に生まれた新しい体内時計のおかげで、老齢脳はアルツハイマー病やパーキンソン病などから身を守っていたの**です。

パフォーマンスが上がる理想的な1日の過ごし方

6時：起床。休日でも起床時間は同じにすることが大切です。**起きたらすぐカーテンを開け、日差しを部屋に取り入れましょう**。曇天の日は照明をつけましょう。コップ1杯の水を飲み、トイレに行く。顔を洗って、髪にくしを入れる。うがいをするなど、ゆっくりと身仕度を整えること。ストレッチや乾布摩擦などをすると、なおよいでしょう。

6時30分：朝食は起床後1時間以内に、なるべく決まった時間に取るよう心がけましょう。**良質なたんぱく質と炭水化物（糖質）を中心**に、バランスの取れた食事が理想です。おいしいコーヒーや緑茶、グレープフルーツも、交感神経に適度の緊張をもたらし体内時計にも働きかけて、乱れている時計の針を調えます。

一方、朝から濃い味つけの塩分の多い食事を取っていると、過剰の塩分が腎臓や肝臓の子時計に作用します。時計遺伝子のリズムにその影響が現れ、3時間分も体内時計の針を進めてしまいます。

7時：時間に余裕があれば、**軽めのウォーキングがいいでしょう**。目が覚めて1時間は、血圧が急上昇する「モーニングサージ」が起こります。誰でも歯磨き、洗面、トイレのときに血圧は大きく上がるものですが、さらに運動によって血圧を上げてしまうと、人によっては危険です。跳んだりはねたりするような運動はしないほうが賢明です。

血圧に関係なく、そもそも激しい運動は午前中には適しません。背骨の骨と骨をつないでいる軟部組織、筋肉や腱も朝はまだかたいので、腰椎や筋肉を傷めたり、転倒して骨折が起こりやすくなったりします。酸素を肺から受けとる気管や気管支もまだ緊張気味で、少しの動きでもしんどく感じるでしょう。

7〜8時：朝のウォーキングの時間が取れない人や日光浴の時間が取れない人は、出勤時、自宅から一駅先まで歩くなどすれば上出来です。**LED照明で明るいコンビニに立ち寄るのでもいい**でしょう。

からだの中に最も酸素がみなぎるのは午前7〜8時頃です。脳波の活動が盛んになり、覚醒度が高まります。

最近、早朝に起きて、定時よりも早く出社して仕事をするという働き方を提唱する人がいます。実践している人も多いようです。これは覚醒度の点から見れば、合理的なスタイルだといっていいでしょう。

9時：出社。勤務中は90分のリズムを意識し、**90分ごとに短い休息を心がけましょう**。10時〜12時は、知力が一層高まり、企画を立てたり、アイディアを練ったりといった創造力が発揮できる時間帯です。

10〜12時：疲労に対する筋肉痛もさほど苦にならない時間帯は午前10時〜正午ころだとされています。からだの面から見ると最も気分がよい時間です。

12時：昼食。

13〜15時：仕事再開。**精神活動が盛んで仕事の効率が最もよくなる時間帯です**。体力も最大になり、血圧や心拍数、体温が高く、呼吸数も多いので、速足で歩くのも苦になりません。外回りには適した時間帯です。

14時：一方、12時間の体内時計の働きで、14時頃は軽い眠気が訪れます。そのため、**20分程度の午睡をとると眠気も吹っ飛び、心身のリフレッシュ**となって、仕事の効率は一層、向上するでしょう。

15〜19時：この時間帯は、1日のうちで最も気道が広がり呼吸が楽になる時間で、肺と心臓の働きが最高になります。13～15時に続いてこの時間帯も外回りに適した時間です。

握力などの筋力が強く、筋肉の柔軟性も最高で、2～3日後に起きる筋肉痛が軽く、ほとんどのスポーツでベストの訓練時間です。動きも敏捷で瞬発力が強いので、体操やフィギュアスケートなど、正確なタイミングと微妙な筋肉のコントロールが必要なスポーツで、良い記録が出る時間帯です。

17時：退社。残業する場合、17時以降は遅くなるにつれ精神活動レベルが下がるので、知力を使う仕事は適しません。事務処理的な業務をこなすならよいのですが、クリエイティブな仕事は翌日に回すほうが効率的です。

17～21時：**運動機能が最高になり、ほとんどのスポーツでベストのトレーニング時間。**夕方の運動は、からだを鍛える効果が高く、夜の入眠をよくする効果も高いのでお勧めです。

18時30分：夕食は19時前には取ってください。夜にたくさん食べると太りやすいので注意。朝・昼・夕食のボリュームの比率が「3：3：4」となるのが理想的です（第5章参照）。

晩酌（お酒）は適量ならよいが、就寝の3時間前までがベストです。

アルコールの摂取量が適量の場合は生体リズムが調整され、サーカディアンリズムの周期は少し長くなります。これは悪いことではありません。しかし、過量になってくると、翌朝、太陽光への感受性が落ちてしまい、ずれた体内時計の針が調整できなくなってしまいます。深酒をした翌日、からだがだるく仕事の効率も上がらないという感覚は、多くの人が経験していることでしょう。それは、体内時計が狂ったままで1日を送らざるを得ないからなのです。20時以降の食事は、血糖値の急上昇をもたらします。また胃酸分泌が1日の中で最高になるので、逆流性食道炎の症状が強まります。

20時：入浴。41度前後のお湯に連続5分以内を目安につかることです。冬場は浴室と脱衣場の温度差に注意。お風呂上がりは水分補給を忘れずに。

21時：メラトニンの分泌が始まるころですので、21時以降はなるべく精神活動は控え、テレビやパソコン、携帯電話などは見ないことです。読書をするなら、照明は明るくないものを用い就寝に備えましょう。寝つきのよくないとき、精神が高揚しているときなどは、ラベンダーの香りをかぐと体が休息モードに入りやすくなります。

血圧が高くなるタイミングは、朝だけではなく夜にもあります（モーニングサージとイブニングサージ）。**心筋梗塞や脳梗塞は朝6時30分ころに最も多く、次いで多いのは21時頃です**。ですから、食後の腹ごなしと称してこの時間にジョギングなどしないように。

23時：就寝。寝室はなるべく暗く、静寂な環境にしましょう。たとえ就寝時間が遅くなっても、翌朝の起床時刻は一定にする努力をしてください。どうしても翌日までにやらなければいけない仕事や勉強がある場合も、深夜に無理してやっても効率は上がりません。早めの時刻に就寝し、翌朝早く起きてやったほうが効果的です。

23時〜6時：パフォーマンスを上げるために最も重要な眠りの時間帯です。

第2章

仕事の効率が上がる時間の使い方

アインシュタインの脳

相対性理論を提唱して世界を変えたアインシュタインは、20世紀を代表する頭脳の持ち主でした。

いったいどのような脳を持っていたのでしょう。とても気になりますね。

1955年、トーマス・ハーヴィーは解剖を終えると食塩水でていねいに血液を洗い流し、アインシュタインの脳を格別な思いで眺めていました。そして、あの優れた才能を生み出した脳の秘密を解き明かすことこそ、科学者としての責任であると確信しました。さらに、さまざまな視点でアインシュタインの才能の神秘について突き止めてほしいと考え、世界中の科学者にその脳の切片を分け与えたのです。

研究に携わった一人、カリフォルニア大学バークレー校の著名な神経解剖学者、マリアン・ダイアモンドは、1985年、アインシュタインのニューロン（脳神経細胞）にこそ何か特別な違いがあるはずだと期待し、対照群のデータと比較しました[1]。ところが、何ひとつ差異は認められませんでした。天才の脳のニューロンは、ごく普通の人のニューロンと何ら変わらなかったのです。

しかし、ダイアモンドは別の点に違いがあることに気づきました。アインシュタインの脳は、ある脳細胞の数が群を抜いて多かったのです。それは何十年もの間、ニューロンを脳に固定するための接着剤にすぎないと信じられてきた膠《にかわ》細胞（グリア）でした。

アインシュタインの脳には、グリアの中でもアストログリアがすべての領域に多く、なかでも頭頂葉で最も顕著でした。**アインシュタインの卓越した想像や抽象化、そして高次の認知機能の源は、頭頂葉のアストログリアにあったのです**［1－5］。

今ではアストログリアは、ニューロンの多様な要求に応えつつ、脳内コミュニケーションの中核を担っていることがわかっています。

頭頂葉とは、五感からの情報はもとより、五感に響かない情報（無意識の情報、すなわち第六感など）の入力を受けて、抽象的概念や視覚心像を構成して複雑な思考を生起する脳領域です。まさに「パフォーマンスを上げる」ために磨きをかけておくべき脳領域なのです。

人は1秒当たり1100万個余りの信号を脳（の頭頂葉にある無意識の箱）で受け取っていますが、そのうち五感を介して意識的に処理している信号は、50個程度に過ぎません。残りの1100万個余りの信号はすべて、無意識担当の脳で処理しているのです。人は無意識の箱に入っている大量の信号を処理することでパフォーマンスを上げ、いくつのも複雑な課題を処理し、未知の環境にも適応して進化してきました。三重苦のヘレン・ケラーは、五感を超えて無意識担当の脳に磨きをかけ、独自の世界を構築しました。頭頂葉のアストログリアを活性化すれば、信じられないパフォーマンスを上げることも可能なのです。

脳の頭頂葉と前頭葉を駆使して直面する課題を解決するためには、常日頃から切磋琢磨して必要十分な知識を蓄えることが肝腎です。これがパフォーマンスを上げていくために求められる基本理念と言えます。

この章では、体内時計の働きを強化し、生体リズムにメリハリをつけて生活力を高めている脳の働きを紹介していきます。少し難解な言葉が出てきますが、自分の脳を見つめる絶好の機会です。お楽しみください。

朝起きて一番にすべきこと

1日の仕事の効率を上げるには、起床後1時間をどう過ごすかが重要です。

起床とともにストレスホルモンのコーチゾル（副腎皮質ホルモン）が上昇し、1日（24時間）のリズムが始まります。起床の時間帯は、眠りを采配していた90分時計から、腸と脳の活動を高めるための90分時計に切り替わるタイミングに当たります。さらに、7時間前後の眠りから、覚醒モードに切り替える血管収縮ホルモンが活躍し、8時間リズムが始まる時間帯でもあります。

つまり、**起床後の1時間というのは、90分時計、8時間時計、24時間時計が協同して働き始める、重要な時間帯**なのです。

では、生体リズムの乱れを直し、今日1日の仕事の効率を上げるために、朝起きて一番にすべきことをまとめておきましょう。いわば、起床後1時間のルーチンです。

まずひとつ目は、太陽の日差しを浴びることです。

コップ2杯の水を飲み、排尿は時間をかけてゆっくりと済ませます。背伸びをしてかたくなった筋肉と腱を伸ばし、窓のカーテンを開けて日差しを浴びましょう。光の強さ（照度）と、その持続時間が重要です。朝の明るい日差しを、時間をかけてゆったりと浴びてください。

人の体内時計は生体リズムの長さを約25時間に設定しています。地球の自転と1時間ずれていますので、この1時間のずれを、毎日、補正する必要があります。**朝、十分に明るい日差しを浴びることで、補正がうまくいきます**。

余談ですが、朝の11時までに最初の光を浴びることが大切です。もし、夕刻から夜間にかけて光を浴びると、体内時計の針は、逆に1時間遅れてしまいます。それを繰り返すと、リズムはどんどんずれていって、生活習慣病を呼び起こす原因になってしまいます。必ずしも太陽光でなくとも、蛍光灯でその効果は十分です。なかでも青のスペクトルを含んだ光が有効です。

2つ目は、マインドフルネスです。椅子に坐って心静かに大きな深呼吸を数回したら、目を閉じて1～2分間瞑想しましょう。交感神経と副交感神経をバランスよく働かせることで、昨日の疲れを切り離せば、今日1日の仕事の効率が上がります。

3つ目は、軽い運動です。**起床後、髪を梳いて頭皮の血流をよくしてから散歩に出かけましょう**。新鮮な空気を味わいながら、からだに無理のない短い散歩が最適です。ラジオ体操やテレビ体操も体内時計のリセットに有効です。

4つ目は、食事です。朝食は必ず食べるようにします。親時計だけでなく、子時計も25時間の時計で動いています。**朝食を取ることで、胃腸や肝臓にある子時計の針を合わせましょう**。

三食の中で朝食が最も大切です。空腹の時間が長いほど、時計を合わせる食事の効力が強くなります。前日の夕食と朝食の間は最も長く時間があくため、朝食の効果が大きいのです。朝食はしっかり取るように心がけてください。食事の量が多いほど、時計の針を合わせる力は強くなります。

お茶やコーヒー、あるいはハーブティーも有効です。食物とは別に、時計の針を合わせる効果が期待できます。爽快感のあるレモングラス、ペパーミント、低血圧気味の人にはローズマリーなど、心身を活性化させるハーブがいいでしょう。

１／ｆのリズムを整える

川の水のせせらぎ、木の葉のざわめき、空に浮かぶ雲。それらに接して、心地よく感じたり、リラックスすることがあります。**一定のようでいて、予測できない不安定なリズム。それを1／fのリズム、あるいは、「1／fゆらぎ」と言います。**

静かに立っているときのからだの揺れ、繰り返し変化する血圧値の変動、地下鉄の駅で電車を待っているときの時間の変化。すべてが１／ｆのリズムで揺らいでいると考えられています。

１／ｆのリズムは、自然界や私たちのからだの生命活動に、普遍的にみられる現象です。秒単位の振る舞いと、分単位、時間単位、日単位、週単位などの振舞いが「相似」していることを示しています。

生命が１／ｆゆらぎで揺らいでいることは、健康の維持、病気の発見にきわめて有利です。たとえば脳からの指令は神経電気活動として発信されますが、その間隔が１／ｆゆらぎであれば、解読がきわめて容易です。短時間の入力信号を解読すれば全体

―表1―

体内時計の働きを整えて
正しく働かせるための生活治療

からだ	こころ
1. 正しい起床時刻 いつ起きるか、何時に就寝するか	1. 深い眠りと十分な睡眠時間
2. 朝日を浴びる	2. 抑うつ気分の発散と気分の転換
3. 正しい朝食の時刻 いつ食べるか	3. 朝のマインドフルネスと昼間のマインドワンダリング
4. 何を食べるか 食の多様性	4. 入浴の効用
5. 腸の調子を整える 便秘を改善する	5. 上手にマッサージを施す
6. 正しい運動時刻 いつ運動するか	6. 寝る前の安心感を高めるための工夫
7. どんな運動をするか 足に合った靴	7. からだに合った枕やベッド、寝間着

像が把握できるからです。

体内時計のリズム群も1／fの構造になっています。朝の5分時計のリズム、夜の90分時計のリズム、24時間の概日時計のリズム、3・5日の三日坊主のリズム、7日の1週間のリズム、1カ月、1年、1・3年、10・5年等々、私たちのからだには多重のリズムが宿っています。ですから、からだにある多重のリズムが正しく動いているかどうか、朝の状態で見究めることが大切です。

さて、今朝の体調はいかがですか？

1／fのリズムを維持するためには、**私たちのからだのリズムを3で除した周期で生活する**

と体調が整いやすいという特徴があります。たとえば、24時間リズムを維持するには8時間の周期を大切にし、90分リズムを維持するには30分の周期を意識して生活することです。

頭は冴えていますか？　毎朝、自律神経・ホルモン・免疫力の健康度を自己評価して、体内時計全体の調子を整えることを日課にしてください。そのためのチェック項目を表にまとめました。参考にしてください。

仕事がはかどるゴールデンタイムは1日に何度ある？

午前10～11時過ぎまでが、仕事をするには理想の時間帯です。体内時計が整えられて、自律神経やホルモンの働きが活性化されるからです。知力が高まり、企画を立てたり、アイディアを練ったりといった創造力を発揮する仕事がはかどります。

昼食後の短い昼寝は、午後のパフォーマンス向上に有効です。**12時過ぎの昼食後、眠気を感じたら、30分以内の短い昼寝をするとよいでしょう**。

午後、仕事を再開。13～15時くらいは精神活動も体力も最大になり、仕事の効率が最もよくなる時間帯です。そして、効率よく仕事をこなすには、90分のリズムを意識し、90分ごとに短い休息を心がけることをおすすめします。それ以上続けると集中力が切れやすくなり、自律神経の働きも乱れます。

サーカディアンリズムという24時間の体内時計についてはすでに説明しました。このリズムを16区分した単位、つまり、**90分周期で、私たちは昼夜を通して休息と活動をしています**。

仕事にとりかかって、だいたい90分経つと、お菓子やお茶がほしくなります。また、新しいアイディアが思い浮かぶタイミング、神経を使う作業をしているときの作業効率の波、認知・行動機能が活性化する周期も、約90分です。

90分は環境に適応する、つまり生命を維持し続けるための不可欠なリズムといっていいでしょう。90分時計は、クライという時計遺伝子の働きが関係しています。人類は90分時計と時計遺伝子クライを駆使して、新しい環境に順応し適応してきたのです。

宇宙飛行士で医学者の向井千秋さんをリーダーとする、私を含めた研究者チームは、国際宇宙ステーション（ＩＳＳ）に6カ月間滞在した10人の宇宙飛行士の自律神経活動を解析しました。この調査で、脈拍数や副交感神経に、まず24時間のリズム、90分リズムが現れました。興味深いのは、90分リズムが地上時の3倍の強さで現れたことです。未知の環境に適応するためには、90分時計を駆使する必要だったことがわかったのです

昼食後15分の昼寝がパフォーマンスを最大化する

眠気が約24時間のリズムで定期的に訪れるのは、体内時計の仕業です。より良い睡眠を得るためには、体内時計の働きをよく知り、上手に利用することが大切です。

人の眠りのリズムには、約24時間のリズムのほかに、約12時間のリズムがあります。眠気のリズムがその代表です。

眠気は午前2〜3時に最も強くなりますが、午後2時頃にもうひとつの眠気のピークが現れます。したがって、昼寝をすることは、生体リズムの立場からはごく自然なことなのです。15分の昼寝を上手にできれば、日中の眠気が軽減し仕事に集中することができます。午後の仕事の効率を上げる手だてと言えます。

高校生を対象にした調査では、昼寝の習慣によって大学入試センター試験の成績が向上し、保健室利用者が減少しました。屋外での危険を伴う肉体労働では、注意力の維持のため15～30分の昼寝が有効とされています。また、高齢者ではアルツハイマー病の予防効果があったとの報告もあります［1］。

ところが30分以上の昼寝は、起床後から蓄えてきた眠りのホルモン（睡眠物質）を使い果たすことで、夜の不眠の原因になります。不眠症の人は、もともと眠りのホルモンが少ないので、長い昼寝は禁物なのです。

昼寝の上手なとり方は、次のとおりです。

夜の眠りに影響しないように、昼寝は午後3時までに済ませること。そして昼寝の時間は、15分から30分くらいにとどめること。この2つです。

30分以上長く眠ると、眠りのホルモンが減ってしまうだけではなく、目が覚めた後の作業効率が元どおりになるまでに時間がかかってしまいます。ですから、おいしいお茶をのんでから眠るようにしてください。遅くとも30分後にはカフェインが効いて、目を覚ましてくれます。

体内時計のリズムを壊さない間食とは

時計遺伝子ビーマルワンがもたらすサーカディアンリズムは、22〜4時にピークを迎え、14〜16時に最低値を示します。**ビーマルワンは、食べたものを内臓脂肪や肝臓に蓄えるというもうひとつの任務があります**。

そのため、夕食が主体の私たち現代人の食生活パターンは、内臓肥満や脂肪肝を増やしやすいと言えます。夕食をたっぷりと取った直後にビーマルワンがピークとなり、内臓脂肪を蓄えようとするからです。

その点、3時のおやつはビーマルワンの働きが弱いため、理想的な間食の時刻ということになります。頭を働かせる仕事に就いている人にとっては、3時に脳に栄養分を補給することができるのも好都合です。

強いプレッシャーの下でもプレーできる能力を高める

ハードな仕事をする人ほど、プレッシャーは大きくなります。そして、プレッシャーの下においてどう行動できるかで、その人の価値が決まります。プレッシャーとは、大脳の下部にある辺縁系と、脳幹にある自律神経脳の緊張が著しく高まった状態です。それを十分に抑え込むことができるのは、脳の前頭前野という領域です［1］。人が地球上に人間時代を築くことができたのは、人が進化の過程で性能のよい前頭前野を発達させたからです。

大きな課題に直面し、即座に返答を求められる事態に追い込まれたとき、どのように問題を処理するか。それを無意識下に判断するのが、辺縁系と脳幹の自律神経脳の役割です。

人は進化の過程で、この脳領域の判断を押しとどめて、後回しにするという解決法

脳にある「前頭前野」という領域

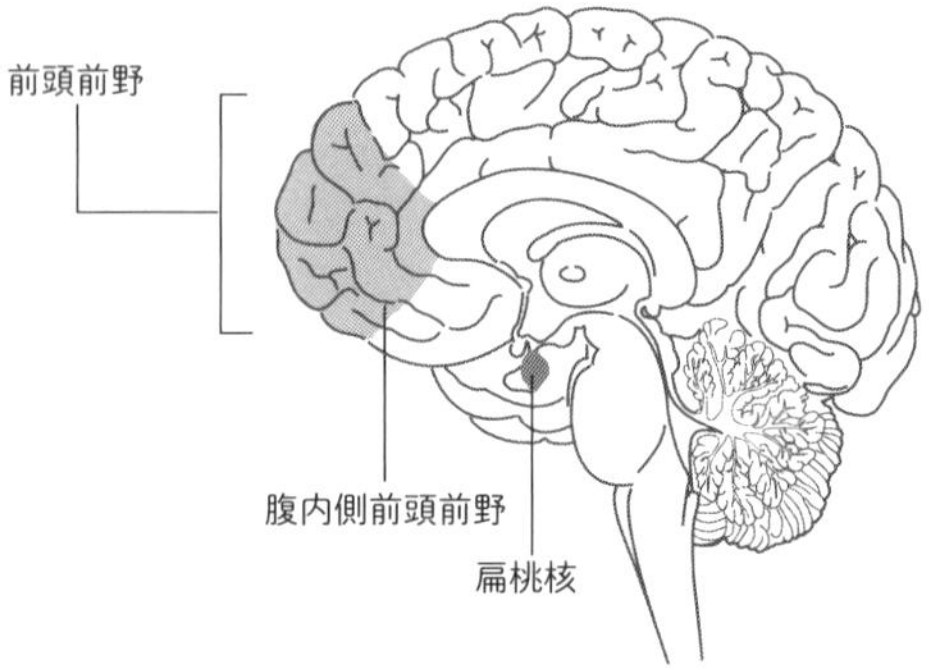

プレッシャーを抑え込み、静かな心を取り戻す「脳の前頭前野」。この脳領域を鍛えるには朝のマインドフルネスが有効。

を開発しました。**即座に返答をせずに、熟考するという術を身につけたのです。それが前頭前野の働きです。**

ですから、プレッシャーの下でのプレーの質を高めるには、辺縁系と脳幹の即座の判断を抑えて、パワフルな前頭前野を駆使して熟考する力も重要です。

前頭前野を鍛えるには、毎日、心を整える時間を持つことです。

たとえば、好きな音楽を聞いたり、スポーツを楽しんだりすること。そして、瞑想すること（マインドフルネス）です。自己自身を見つめて、力まずに自然に思い浮かんでくる事柄を受けとめる。そうすることで、環境の変化に対し動的に応じていく適応能力が前頭前皮質に備わっていきます。

マインドフルネスの効果が大きく表れるのは、朝（自律神経が夜型から昼型へ）と夕（昼型から夜型へと切り替わる時間帯）です。なかでも朝のマインドフルネスが有効です。

パフォーマンスを上げる昼の主役は前頭葉の眼窩前頭皮質

パフォーマンスを上げるコツは、脳の前頭葉の眼窩《がんか》前頭皮質（ＯＦＣ）を上手に使いこなせるかどうかにかかっています。

脳の真ん中に割線を入れて、左右対称に割れた殻つきのクルミと考えてみましょう。クルミの前半分が前頭葉に相当します。

最前部の左右の割れ目に隠れた部分が、内側前頭前野、最前部の外側面の部分が背外側前頭前野（ｄｌＰＦＣ）です。そして、前頭葉の最前部の下側の部分が眼窩前頭皮質です。

脳にある「眼窩前頭皮質」という領域

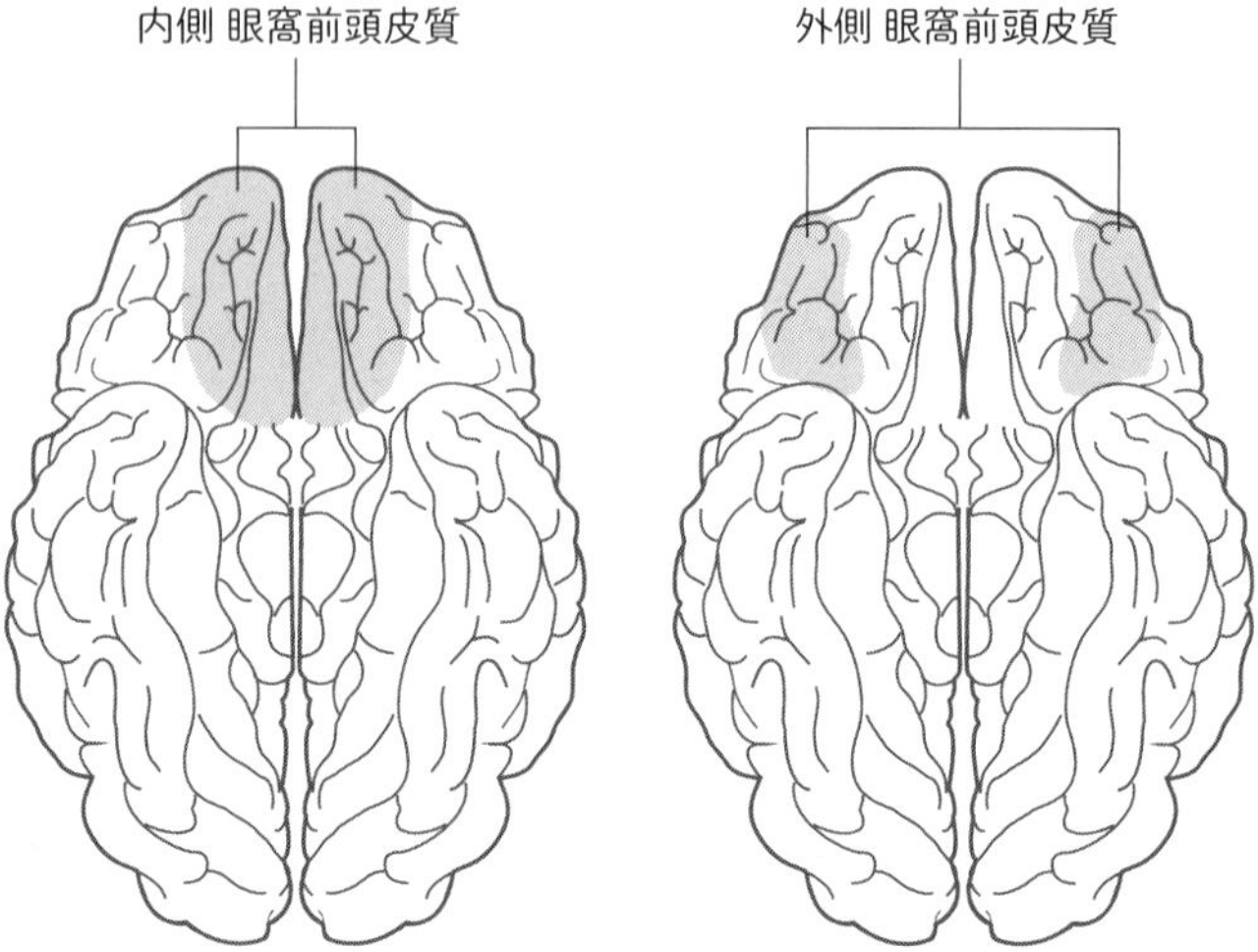

脳を底から眺めています。図左の内側眼窩前頭皮質は、デフォルト・モード・ネットワークのリーダーで、不安や興奮を抑えます。図右の外側眼窩前頭皮質は、何か悪い予感がするぞ、何か怪しいぞといった状況に気づき、不確かで複雑なものを無意識のうちに処理します。パフォーマンスを上げるときの主役です。

人の前頭葉は非常に大きく拡大したため、ボクシングのグローブのように先端部の下の部分が丸まっています。眼窩前頭皮質は、ちょうどグローブの指の先端部分に相当します。目に近い場所であることから、解剖学用語で目を意味する「眼窩」という名前がついています。

何か危険だぞと、脳が潜在意識の中で信号を発したとき、その処理に立ち向かうのが眼窩前頭皮質です。何か悪い予感がするぞ、何か怪しいぞといった状況があると、眼窩前頭皮質は徹底して注意をそこに集中し、その不確かで複雑なものを無意識のうちに処理します。そして、その分析結果を、直感として私たちの意識に伝えます。差し迫った危険の回避に、眼窩前頭皮質の働きは欠かせません。

それ以外にも眼窩前頭皮質には重要な働きがあります。物事の価値を見極め、よりよい選択をするのです。相手の表情を読み取ることが得意で、苦境に立ち入ったとき柔軟に方策を模索するなどの仕事をしています[1]。

眼窩前頭皮質は、デフォルト・モード・ネットワークの一員です。情報と経験をもとに決断を下す内側前頭前野（ｍＰＦＣ）と常に連絡しあいながら働いています。マインドワンダリング（さまようこころ）でぼんやりしていたときに、ふと思いがけないアイディアが浮かぶのも、眼窩前頭皮質の働きです。

したがって、仕事の効率を上げるためには、眼窩前頭皮質の持つ直観力を鍛えることが非常に大切なのです。


眼窩前頭皮質を鍛えるためには、ちょっとしたコツがあります。心にゆとりを持つとともに、心を刺激する工夫をすることです。

心にゆとりを持つためには、睡眠を十分に取ります。静かな場所で過ごし、クラシックを聴き、不安や悩みを洗い流しましょう。青色や緑色でこころを落ち着かせ、体内時計を整え、自律神経力、ホルモン力、免疫力を高めるための生活治療を再確認してください。

35分間集中したら10分間休憩するなど、90分リズムを意識しながら、生活にメリハリをつけます。気力が出ないときも、とりあえず始める。そのうちに90分リズムが芽生えてきます。

仕事の区切りが悪くても、80分を過ぎたらまずは中断し、90分以上は続けない。そんな習慣もいいでしょう。

次に、こころを少し刺激してみます。**困難だと思う仕事に立ち向かう勇気を持ってください。背伸びすればなんとか達成できる、と思う程度の難易度が適切です。**

毎日、時間を見つけて、ゆとりと刺激を繰り返しましょう。眼窩前頭皮質は確実に鍛えられていきます。

直感的発想力を磨く

仕事の成果を上げるには直感的発想力が必要です。

ストレスに揺れる心は、それが危機的な状況になるほど不安も高まります。しかし、そんな極限の状況下でこそ、奇抜なアイディアを思いつき、仕事の内容が新奇になることがあります。極度の刺激を糧にするわけです。

気を散らすものをすべて遮断し、難題の解決にのみ焦点を絞って集中していると、アイディアは突然に浮かんでくるものです。これを取り仕切っているのも、眼窩前頭

皮質です［1］。

ここから生まれてくる発想は、奇抜で新鮮ですが、生半可には作り出すことができません。日頃の鍛錬が必要です。

一方、眼窩前頭皮質の近くにある内側前頭前野という前頭葉の領域は、経験や知識をもとにしていろいろな発想を作り出しますが、多くはありきたりです。

直感的発想力を高めるために、「5分時計」と「90分時計」の2つの体内時計を有効活用します。仕事を単調に続けるのではなく、5分ごと、90分ごとに、メリハリをつける工夫を試みることです。

たとえば90分ごとに頭を休めてボンヤリしましょう。心に響く音楽に耳を傾けるのもいいでしょう。私なら、リストの「ラ・カンパネーラ」（パガニーニによる大練習曲－作品141の第3曲）を楽しみます。5分くらいのピアノ曲ですから、気分の転換にはもってこいです。

90分ごとに誰かと短く会話をして息抜きをしたり、オフィスの周りをひと回りして花でも愛でることができれば最高です。

「5分時計」と「90分時計」は、私たちのからだにある、活力を高めるための短い体内時計（ウルトラディアン時計）です。2つのウルトラディアン時計を刺激することで、眼窩前頭皮質が活発化され、内側前頭前野が適度に抑制されて、直感的発想が浮かびやすくなるのです。

即座にベストの選択をするために

ある日突然、上司から異動を命じられたとしましょう。本社から支社への転勤ですから、左遷の色が濃い。あまりに突然であったため、頭が真っ白になり、どう答えてよいか戸惑ってしまいます。

突然の判断を迫られたとき、人の脳には3つの反応が現れます。即座に脅威を感知する脳回路が働き、続いて状況を認知するための脳回路にスイッチが入ります。そして、これまでの経験を呼び起こすべく記憶を担当する脳の領域が作動し始めます。

こうして、知識と経験を総動員して起り得る事態を予測し、一瞬のうちにベストの選択するのです。

このときに働くのが、眼窩前頭皮質です［1］。**眼窩前頭皮質は意識することなく（すなわち、無意識のうちに）大脳皮質下のネットワークを高速回路で駆け巡ります。**

そのために、眼窩前頭皮質を高性能にしておく鍛錬が必要です。

不測の事態を想定して、こころの中でリハーサルしておくとともに、むしろ、今こそスキルアップする絶好の機会だとポジティブ思考になる訓練をしておくことです。

なお、眼窩前頭皮質を鍛えるのに効果的な時間帯は、朝と言われています。

複雑なタスク処理の能力を向上させるコツ

一度に何個もの課題を処理したり、複雑に入り組んだ難題を解きほぐすためには、2つの脳をうまく組み合わせることが必要です。

経験と知識で「意識」を制御する背外側前頭前皮質という領域と、その興奮状態を制御しつつ「無意識」の世界を統括する眼窩前頭皮質です。

この2つの脳の連繋プレーで、周囲の環境や状況に応じた課題の処理が可能になり

ます。

「意識」の世界を担う脳（ｄｌＰＦＣ）の回路は鈍速です。ゆっくり進むことで熟考する時間を作っているからです。一方、「無意識」の世界を担う脳（ＯＦＣ）の回路は高速です。瞬時の判断と、即刻の意志決定が必要とされる緊急事態の対応を担当しているからです。

ですから、複雑なタスク処理の能力を上げるためには、一時的に鈍速の脳領域を適度に抑制することが有効です。眼窩前頭皮質を主役に据えて脳回路を高速にし、タスク処理の能力を向上させる。この連繋プレーが重要なのです。

では、鈍速の脳領域を短時間だけ適度に抑える訓練は、どうしたらいいのでしょうか。

そのためには、何個もの課題のうちひとつだけを選び出して、5分くらいの短い時間集中する。あるいは、60分ごとに5分間の気晴らしの時間を持つという訓練です。具対的には、ちょっと外に出て青空を見るとか、オフィスの中の観葉植物に目をやる、などが有効です。

背外側前頭前皮質を適度に抑制するための訓練は、夕刻が有効です。また、**就床して寝つく前に、5分間、メンタルタイムトラベル（心の時間旅行）をして、想像の世界に思いを馳せるのも効果的**です。

懐かしい心を取り戻して心身を癒す

ときにはボンヤリして、心静かにリフレッシュする時間を持つことも大切ですが、アクティブに活動するための脳と心の態勢を整えることが必要です。**ボンヤリからアクティブに心のスイッチを切り替える働きを担当しているのが、脳にある「島」という領域です**。パフォーマンスの効率を上げるためには、日ごろから島を鍛えておくことが必要です。

島にはもうひとつ重要な働きがあります。からだの内からの情報（たとえば、血圧、筋肉のしなやかさ、胃腸の調子などの無意識の世界）と、からだの外から入ってくる

脳にある「島」という領域

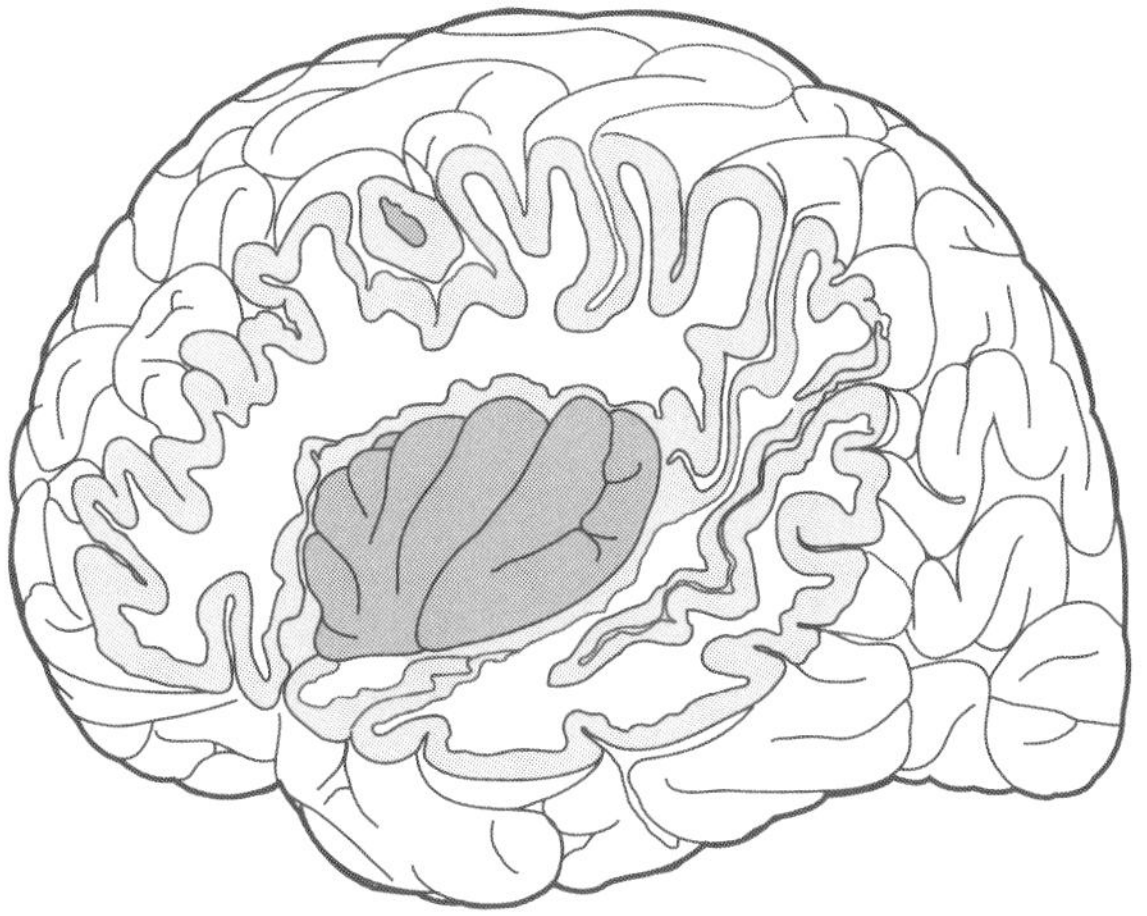

からだの内からの情報（たとえば、血圧の高さ、胃腸の調子など）と、からだの外から入ってくる情報（社内の雰囲気や仕事の進み具合など）の２つを一手に引き受けて受信する脳の領域です。両者を照らし合わせて内外のバランスを取りながら、変わっていく状況に応答します。この脳領域が「こころの在り処」です。

情報（社内の雰囲気や仕事の進み具合などの意識的な分析的思考）とを受信し、両者を照らし合わせてバランスを取りながら状況に応答していく働きです。

島を鍛えるコツは、懐かしい心を取り戻す機会を持つことです。「食堂で食べたランチに、思いがけず幼いころ、母親が作ってくれた味を思い出した」「ハイキングで急な坂を上りきった途端、咲き誇る真っ赤な山つつじの群生が目に入り、楽しい気持ちになった」などです。

心を和ませる懐かしい思い出にふけることが、ボンヤリからアクティブに心のスイッチを切り替えるための訓練になります。5～7時頃と11～15時頃に行えば、いっそう効果的です。

コミュニケーション力を高めるための鍛錬をする

人間が持つ注目すべき能力のひとつが、コミュニケーション力です。ほかの動物に比べて、大きな身体でもなく運動能力にも劣る人間が、人間時代を築き得た最大の理

脳にある側坐核という領域

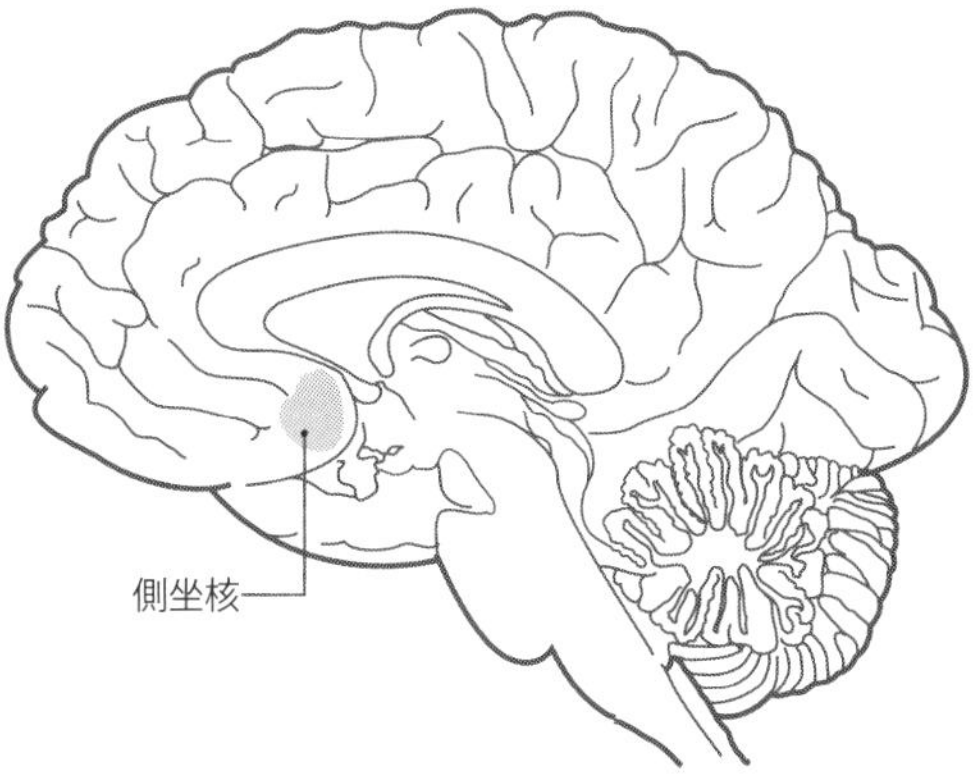

コミュニケーション力を高めるための脳領域です。

由は、強力なコミュニケーション力です。ビジネスマンのパフォーマンスを上げるためにも、コミュニケーション力は重要です。**コミュニケーションの中心的役割を担当しているのが、脳の側坐核という領域です。**

脳の側坐核を活発にするためには、ボディラングウィージが有効です。たとえば、握手です。握手で人は、相手に、自分は有能で信頼できる人物だという肯定的な感覚を植えつけることができます。否定的な感情を捨てさせ、ポジティブな協力関係を築くことを可能にします。

このように**ボディラングウィージとは、無意識のうちに遂行される豊かで普遍的な**

言語であり、言語を超える言語といえるかもしれません。
握手の効果が最大になる時間帯は、昼食前（11〜12時）と夕刻（15〜19時）と言われています。

パフォーマンスを上げるもうひとつの昼の主役は
メンタル・タイム・トラベル

仕事で大きな壁に直面したとき、それを突き崩すための閃きがほしいときは、メンタル・タイム・トラベルが有効です。

実は、私たちは、昼間の半分くらいは、ぼんやりとした気持ちで過ごしています。夜、眠っている間は、夢の世界に入り込み、ニューヨークや京都などの別世界をさまよいます。

私たちは何かに集中した状態と、ぼんやりとほかのことを考えている状態を行き来しながら生活しているのです。

「ゆらぎの科学」では、一日単位でうまく1／fゆらぎになることが生命の質を上げるために必要とされています。何かに集中したときが1／f^2ゆらぎ、ぼんやりと別のことを考えているときが1／f^0ゆらぎで、平均すると1／fゆらぎというわけです。**メンタル・タイム・トラベルとは、こころの中で、過去と未来を自由に行き来することです**。もちろん何処に行くのも自由です。

心の中では、過去も現在も未来も、滑らかに繋がっています。いつでも、どこでも、私たちは想像をたくましくして、いろいろな世界に出かけることができます。人にだけある固有の能力ですので、それを使わない手はありません。

メンタル・タイム・トラベルと名づけたのは、オークランド大学心理学部のマイケル・コーバリス名誉教授［1］と、その教え子のトーマス・ズデンドルフ准教授でした［2、3］。1997年の論文で、「メンタル・タイム・トラベルほど優れた創造性を生み出す心の状態はなく、このときに人は知性と直感を統合してひらめきを導く。メンタル・タイム・トラベルとは創造性の泉である」と論じています。

2001年には、ワシントン大学医学部の放射線神経科教授のマーカス・レイクルが、メンタル・タイム・トラベルを司る神経網を特定し、それをデフォルト・モード・ネットワークと命名しました。ぼんやりした心の状態のときに、メンタル・タイム・トラベルすることが多いため、マインドワンダリングとも呼ばれます。

科学の進歩によって、人はｆＭＲＩやＰＥＴを用いて脳の活動を画像として眺め、心の動きを量ることができるようになりました。

２００１年のレイクル教授の発見は、全世界を驚かせました。それまでは、仕事をする、文章を読む、誰かと話すといった、意識的な行動をしているときだけ脳が活発に活動していると思われていたのですが、なんと**ぼんやりしているときのほうが、脳はより活発に活動している**ことがわかったのです。

メンタル・タイム・トラベルは、記憶・時間・物語・眠りと夢・創造性など、多様なこころの状態を行き来するのですから、当たり前かもしれません。メンタル・タイム・トラベルは、前頭葉、側頭葉、頭頂葉から、視床、辺縁系までがネットワークを作って、これから起こりうる物事に対応すべく準備を整えている状態とも言えます。

メンタル・タイム・トラベルは、側頭葉にある海馬に「時間の意識」を与え、記憶を呼び起こさせ、未来を創造しています。ですから、**物事に行き詰ったときは、いっそ何も考えずにぼんやりと心を空にしてみましょう。**

メンタル・タイム・トラベルが創造性の泉として働く効果にも、約24時間のリズムがあります。比較的ありふれた想起は、朝より夕方に多いものですが、難問を解き明かすひらめきが生まれる時間帯には個人差があり、クロノタイプ（朝型か夜型か）で異なります。朝型の人は朝の、夜型の人は夕のメンタル・タイム・トラベルで頭が冴えわたります。

これまでの経験から、いつひらめくことが多いかを見極めて、一日のリズムを整えることが大切です。クロノタイプ（朝型か夜型か）を知るためには、アンケート（ミュンヘンクロノタイプ質問紙ＭＣＴＱ）の質問表があります。試してみてください。

メンタル・タイム・トラベルのひらめきは、体内時計からの贈り物です。ひらめきは約24時間のリズムだけではなく、90分ごと、8時間ごと、12時間ごとなど、頻繁に現れますので、行き詰っていてもけっして諦める必要はありません。

さらに10・5年、もしくは21年のリズムもあります。たとえば１９０５年6月に特殊相対性理論を発表したアインシュタインは、１９１６年3月にそれをさらに発展させて、時空のゆらぎを盛り込んだ一般相対性理論を提唱しました。

メンタル・タイム・トラベルを研ぎ澄ませ、世紀のアイディアをひらめかせるには、脳だけでなく、こころの動きも大切です。日ごろから以下の6項目をこころがけてください。

・大声を上げてよく笑う
・こころからやりたいことを意識する
・自分を肯定する
・楽しい会話を増やす
・好きな音楽に触れ、読書、スポーツなどで感動体験を積む
・自然に触れて五感で味わう

交感神経と副交感神経の2つの自律神経を鍛えることで、第六感が磨かれます。有効なのは身体を鍛えることです。

疲れた、苦しくなったな、もう止めようかな、もう少し大丈夫だから頑張ろう。そういった葛藤をしながら、からだを鍛えていくことで自律神経が鍛えられます。それとともに第六感が鍛えられ、無意識の感度も高まっていきます[4]。

夜型人間と朝型人間、違いはどこからくる？

朝型の人は、目覚めが早くすっきりとしていて、午前中の早い時間帯から活動的です。夜の早い時間帯に疲労を覚えて早々に就寝します。

一方、夜型の人は、朝はなかなか起きられず、寝覚めが悪く、午前中は調子が上がりません。夕方から夜間にかけてようやく活動的になり、そのまま夜遅い時間帯まで眠気を感じません。

朝型と夜型が極端で、普通の生活ができないほどの場合は、それぞれ睡眠相前進型、睡眠相後退型とよばれる睡眠障害の可能性があります。その原因は、生体リズムを作り出している時計遺伝子の異常です。朝型は時計遺伝子ピリオド3の、夜型は時計遺伝子ピリオド2や時計遺伝子クロックの遺伝子変異が原因と言われています。

朝型の人と夜型の人の自律神経やホルモン等の生体リズムのピークは2時間もずれていて、その原因は時計遺伝子の異常です。朝型人間か夜型人間かを調べるアンケート（ミュンヘンクロノタイプ質問紙ＭＣＴＱ）があります。このアンケートのスコアで、朝型の人は生体リズムの1日が短く、夜型の人ほど長いことが知られています。このことも生体リズムの仕組みが、朝型・夜型に関係していることを示しています。

夜型の人は、就寝時刻が遅く、起床時刻も遅いという生体リズムを示します。通勤や通学などの社会的制約があるため、起床時刻から逆算して床に入ろうとしても、自律神経やホルモンのリズムの準備ができません。そのため、なかなか寝つけず、眠りも浅く、睡眠時間は短くなってしまいます。それを解消しようと、週末に寝だめを試みますが、それが逆効果で、眠りのリズムをいっそう狂わせることになってしまいます。

この繰り返しで、夜型の人はしばしば時差ボケ状態に陥り、意欲が湧かない、仕事の効率が落ちる、ミスをする、食欲がない、便秘をする、からだがだるいといった症状が出てくるのです。夜型が強い人ほど、不眠になりやすく、抑うつ気分も惹起しやすいと言われています。

それでは、朝型や夜型といった生体リズムの指向性は、生活習慣を直せば変えることができるのでしょうか？

同居年数が平均17年間の夫婦、225組を対象にした調査を紹介しましょう。同居年数が長いほど、睡眠習慣が類似するのではないか？　そのように仮定して調査が進められました。しかし、パートナーの睡眠習慣は、お互いにほとんど影響力を持っていませんでした。何年一緒に暮らしても、入眠時刻と覚醒時刻が類似するという傾向は得られなかったのです。睡眠習慣に最も強い影響を及ぼしていたのは、その人が持っている朝型・夜型の指向性でした。

深い眠りを得て、健康を維持するためには、たとえ夫婦であっても、お互いが持つ生体リズムの特性と睡眠習慣を尊重することが大切です。

忙しいときは夕食を2回に分ける

腹時計を効率よく働かせるには、1日の食事の回数が多いほどいいことがわかっています。2回よりも3回、3回よりも4回のほうがより効果的です。ですから、**たとえば夕食を2回に分けて、まず早い夕食で小腹を満たして、パフォーマンスが上がる16時から18時に仕事を続ければ、効率はどんどん上がる**はずです。

一方で、4回目の夜食が遅くなるという不利が生じます。夜食と朝食の時間間隔が短くなっては、体内時計の働きが弱くなってしまうのです。朝食とは、英語でbreakfastです。fast（空腹）をbreak（中断）するという意味ですから。空腹時間が長いほど、食事が体内時計に働きかける力が強くなることを示しています。

夜食は遅くなりすぎず、20時ころに取るのがいいでしょう。

一日の仕事を終えた夕方も大切に

一日のパフォーマンスを上げるためには、起床後の1時間とともに、勤務開始までの時間と一日の仕事を終えた夕方をどのように過ごすかも重要です。

勤務開始までの時間をどう過ごすかのポイントは、自律神経力・ホルモン力・免疫力をいかに高めるかです。

まず、自分の足に合った靴で出勤することを再確認しましょう。足裏にはからだ中の自律神経の芽が顔を出しています。正しく歩き、足裏を適度に刺激することで、五臓六腑の自律神経のバランスが整ってきます。

活性化した自律神経は、ホルモン力を高めます。**自律神経・ホルモン・免疫の健康維持のための3本柱はまず足裏からです**。つま先にゆとりがあって母指と小指にゆとりのある正しいサイズの靴を履いてください。

1日の仕事を終えた夕方の、理想的な過ごし方も見直してみましょう。早めに帰宅して疲れを取ります。胃に負担をかけないように、夕食は18時頃がベストです。糖質と脂肪は少なめにして、魚や野菜を中心にします。食後はリラックスタイムとし、マッサージや音楽などでリラックスモードを意識しましょう。熱すぎないお湯でゆっくり入浴を楽しみ、からだに合った枕やベッド、寝間着を調えます。こういった小さな工夫も大切です。

一日の仕事を終えた夕方や、ゆっくりお風呂に入っているときに、ふと名案がひらめいた。そんな経験はありませんか？　夕方の時間を大切にすれば、思わぬアイディアが浮かぶかもしれません。

パフォーマンスを上げる本当の主役は夜の眠り

この数年の間に、健康科学の分野には大きな進展がありました。その数々の発見から、パフォーマンスを上げるコツは、昼間よりも夜の眠りにあると、私はにらんでいます。

体内時計の夜の主役はグリア細胞です。脳の体内時計にある時計細胞は、昼間は神経細胞（ニューロン）が主役ですが、夜間はアストログリア（アストロサイトとも言います）というグリア細胞が主役となります。ニューロンとアストログリアは協働して24時間のリズムを生み出し、朝・昼・夕などの時刻を決めています。

深い眠りに導くのもグリアで、アストログリアの働きで徐波睡眠と呼ばれる深い眠りが作り出されます。徐波睡眠には、生活習慣病やがんを予防する働きがあります。時計遺伝子と協働して働くことで免疫力を高め、昼間の紫外線・大気汚染・人間関係などのストレスで傷ついたDNAを修復するのです。

眠りとともに脳は縮小します。グリアは、縮小することで現れた隙間から、脳に溜まった老廃物を洗い流します。脳には老廃物を洗い流すリンパ管が備わってないので、グリアの働きは、脳をリフレッシュして仕事の効率を上げる、とても重要な任務と言えます。アルツハイマー病やパーキンソン病を予防するために夜の深い睡眠が必要な理由がここにあります。

強い骨を維持するためにも、夜の深い眠りは大切です。骨は昼の間に溶けて、夜に新しく作りかえられるからです。

腹時計は夜も活発になります。腸内フローラと脳の体内時計が頻繁に会話し、自律神経力・ホルモン力・免疫力を整えて、翌日のパフォーマンスが十分に上がるよう、脳にエネルギーを蓄えていきます。

眠りは90分ごとに、深いノンレム睡眠と浅めのレム睡眠が繰り返されます。したがって、夜は90分時計が活性化されます。

90分時計は24時間時計と協力して、その日の出来事を脳の中の記憶の倉庫に保管していきます。年代などの丸暗記するには、質のいい眠りが必要です。

第3章

体内時計を活性化させる睡眠法

ジャンクDNAを促し遺伝子を変える

眠りと運動と食事

遺伝子は、生命活動を操るタンパクを作り出す際の、暗号として使われているDNAです。ヒトゲノム解析の結果、遺伝子はゲノムのたった1~2%で、それ以外のDNAはガラクタ同然のジャンクDNAであることは、すでに解説しました。

しかし、最近、ジャンクDNAの地位が見直されています。

人の並外れた能力と多様性は、遺伝子の数では説明できません。

たとえば、人は相手とのコミュニケーションの行き違いから生じるストレスを取り去ります。また、ウイルスや細菌の感染から身を守り、がん発症を予防します。

このように、**環境からもたらされるさまざまな課題に遺伝子を順応させることが、ジャンクDNAの役割**なのです。

眠り、食事、運動など毎日の生活は、ジャンクDNAに働きかけることで充実します。両親から受け継いだ生の遺伝子を、健やかで質の高い新しい遺伝子に変えているのです。氏より育ちとはよく言ったものです。

小胞体ストレスを癒すジャンクDNA

細胞質にはリボソームというタンパクを製造する工場があり、遺伝子に書き込まれた暗号（コード）をもとにして、生命活動を操るタンパクを作っています。遺伝子の暗号をリボソームに伝えるのがRNAです。

そして、細胞質にはもうひとつ小胞体という品質管理装置が備わっています。**リボソーム工場で作られたタンパクに不良品が混じっていないかをチェックするのが、小胞体の役割**です。小胞体にあるセンサー分子が不良品を見つけると、製造の工程をいったん止めてその修理に当たります。直せないほどひどい不良品は解体します。一連の品質管理の仕事は、「小胞体ストレス応答」と呼ばれています［1］。

過重労働を強いられるほどタンパク製造の受注が多くなると、それだけ不良品の混入も多くなります。すると修復や取り壊しが間に合わなくなり、組み立て不良などの不手際が生じます。このような状況が「小胞体ストレス」です。小胞体ストレスは、私たちの意識に響かないうちに、ジャンクDNAで修復されます。

たとえば、小胞体ストレスが膵臓に起きるとインスリンを作る膵細胞に障害が出て糖尿病が発症しやすくなります。脳の神経細胞に小胞体ストレスが起きると、アルツハイマー病やパーキンソン病が現れます。女性では卵巣の組織が硬くなって卵子が発育しなくなることもあります。ジャンクDNAの働きはとても重要です。

小胞体ストレスが最も高頻度に起きるのが腸です。

腸は常に小胞体ストレス状態にあると言ってもいいほどです。そのため腸には、ストレスから自らを保護するための抗体を作る仕組みがあります。そこでもまた、ジャンクDNAが働きかけています。

小胞体ストレスの状態が続くと、胃腸に不具合が現れて下痢や頑固な便秘が日常的となります。これを過敏性腸症候群（ＩＢＳ）と言います。潰瘍性大腸炎などの難病も小胞体ストレスが原因と言われています。

体内時計はジャンクDNAを活性化して、膵臓や腸を保護する働きをします。糖尿病やＩＢＳの人は、規則正しい日常生活をとり戻し、睡眠環境を整えることが大切です。

食事は1日三度、規則正しく取ってください。また、朝と夕の散歩など、軽い運動を心がけることで、体内時計がスムーズに働き、ジャンクDNAもパワーアップします。

コラム3　漢方薬 抑肝散の抗ストレス作用

優良食品がどのように遺伝子の働きを調節しているか、生薬の漢方薬、抑肝散《よくかんさん》を例に解説しましょう。

抑肝散は7つの薬草から作られています。心を落ち着かせる効果があり、小児の夜泣きや疳の虫の治療にも用いられる安全な薬です。就寝前に飲めば不眠の解消にもなり、昼間に飲めばイライラや抑うつ気分など、負の気持ちを鎮めてくれます。認知症による暴言や荒っぽい行動を抑えるのにも有効です。

薬草から作られる生薬ですので、分子レベルの左右差（キラリティ、鏡像異性）はありません（第5章参照）。ですから、ガン化作用などのからだを傷める副作用の心配はありません。

抑肝散の効用は、ストレスを処理する「ストレスホルモン」の働きを整えることです。

自律神経と免疫力の働きを整えて、ストレスで混乱した心の乱れを元に戻してくれます。

強いストレスを受けると、脳－下垂体－副腎という一連のストレス応答部隊が処理を担当します。ストレスが強い場合や繰り返し続くときには、ストレスを処理する物質（医学用語では、ストレスホルモン受容体）を増やして対応します。

一方、ストレスホルモン受容体が過剰になってしまった場合、それが裏目に出て逆にストレス応答が調節不全に陥ってしまうことがあります。抑肝散はストレス応答関連のジャンクDNAに声掛けをして、ストレスホルモンの働きを整えます。

つまり、ジャンクDNAは遺伝子の働きを変えて、ストレスホルモン受容体が少ないときは増やし、多すぎるときは減らして、ちょうどよい量になるように調節しているのです。その結果、ストレス応答の不備は改善され、不安やイライラ、不眠や抑うつ等のいろいろな症状は消えていきます。

眠りにはリズムがある

シェークスピアは眠りについて、「人生の宴で与えられる最高の滋養」と表現していますが、眠りの本当の意味はまだ十分には解明されていません。

夜が来ると眠くなり、朝が来ると目が覚める。眠りにはリズムがあります。このリズムを作っているのが体内時計です。夜の深い眠りこそ、生体リズムの基本です。**起床後に明るい光を浴びると、夜の眠りの時計にスイッチが入り、起床時から15時間後に眠くなる**ように生体リズムがセットされます。

逆に、人にはどうしても眠れない時間帯があります。それは、朝の起床から数えて12時間後からの約3時間です。たとえば6時に起きた人は、午後6時から午後9時までは眠れない時間帯に当たります。今日は早く眠ろうと、朝7時に起きた人が、夕方7時に床に就いても決して眠れないのは、そのためです。

いや、僕は12時間後からでも眠れるよ、何時でも眠れるよ、と豪語する方がいたら、その人は要注意です。からだが時差ボケしている証拠だからです。

私たちのからだには、約24時間のリズムだけではなく、約12時間のリズムも宿っています。2時間ごとに横になってもらい、寝つくまでの時間から眠気度を調べると、午前2時ごろと午後2時ごろに眠気度が強くなります。もちろん午前2時に比べれば、午後2時の眠気では微弱です。

眠りには、もうひとつ、90分のリズムがあります。**人は約90分ごとに眠る・起きる、**

を繰り返しています。眠りについて約90分経つと目が覚め、そして次の眠りに入っていく。このリズムを、一晩の中に4回から5回繰り返し、朝を迎えているのです。4回の眠りなら、6時間、5回の眠りなら7・5時間の睡眠時間というわけです。

90分のひと眠りの間に、レム睡眠とノンレム睡眠が現れます。

ノンレム睡眠は、からだを休める眠りで、レム睡眠は夢を見る眠りです。眠りに就くと、まずノンレム睡眠が始まり、眠りの深さが深くなってくると、成長ホルモンが出てきます。子どもの場合は成長を促し、おとなではからだを休め、免疫力を高めて昼間の傷を癒します。そして、ノンレム睡眠からレム睡眠に移行します。

レム睡眠には、次の4つの眠りの特徴があります。

1. 四肢の筋肉が完全に弛緩し、金縛りにあったように身動きができない
2. そのためときどきからだをピクンとビクつかせ、ビクつきは眠りの安全性を確認するかのように軽い目覚めを導く
3. 血圧や呼吸は大きく変動し、脈も乱れて不整脈が現れ、陰茎が勃起する
4. 眼球は前後左右に急速運動を繰り返し、このとき非現実的な夢を見る。眼球の急速運動の回数が多いレム睡眠ほど、夢の内容は多彩となる

レム睡眠とノンレム睡眠

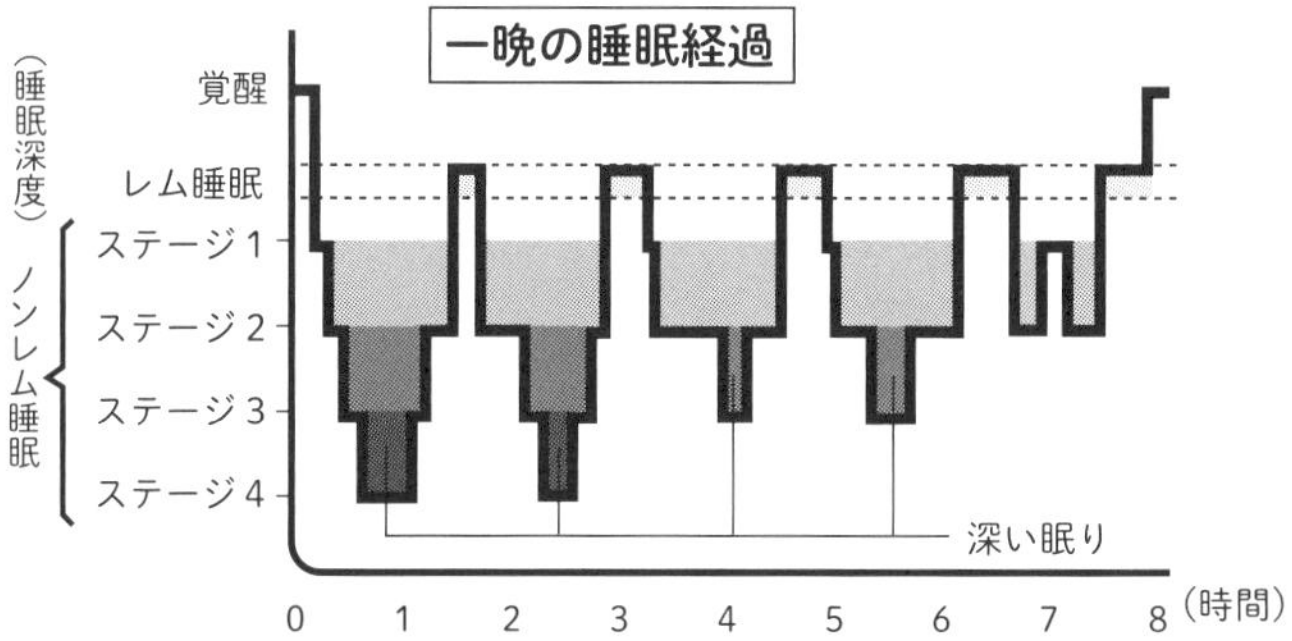

深い眠り（ノンレム睡眠）と浅い眠り（レム睡眠）を90分ごとに繰り返すパターンが理想的な睡眠です。質のいい睡眠パターンを得るためには、最初に深い眠りに入ることが大切です。

人はなぜ眠るのか？

私たちの細胞にあるＤＮＡは、毎日傷ついています。１細胞当たり１日50万カ所も傷がつきます。放っておくとがんになってしまいますが、私たちは眠っている間に、その傷をひとつひとつ繕っていきます。

たまたま修復できなかった場合、それはがん細胞の種になり、やがて芽が出てきます。しかし、芽が出たとしても、すぐにがんへと成長するわけではありません。**免疫の働きでその芽を摘み取っていくからです。摘み取り作業が行われるのも、眠っている間です。**

ところが、多忙のために睡眠時間が短く睡

眠の質が低下していると、がん予防の力が弱くなります。すると、がんの芽が残って、がんへの成長が始まります。

がんだけではありません。風邪をひいたり、怪我をしたりといった日常的なトラブルも、すべて眠っている間に治しているのです。

「最近、どうも病気の治りが悪い。歳のせいかな」と、考える人がいます。しかし、歳のせいにしてはいけません。すべては、睡眠不足が原因です。睡眠時間が十分か、睡眠の質は保たれているかを、もう一度、見直してください。

睡眠不足を解消するには２つの方法があります。

ひとつは、自分に必要な睡眠時間の確認です。人が必要とする睡眠時間は、一人ひとり異なります。**まず10日間、睡眠日誌を記録してみてください**。毎日、寝た時刻、起きた時刻を記録します。中途で目が覚めたときは、それも記録します。昼寝の時刻も記録します。これを10日間記録して、眠っている時間の合計を計算してください。

たとえば、22時に寝て５時に起床。２時30分から50分まで中途の覚醒。昼寝20分なら、その日の睡眠時間は７時間－20分＋20分で７時間ということになります。これを10日間記録して、総睡眠時間を計算します。10日間連続して計測することが重要です。

その総睡眠時間を10で割ったものが、自分に必要な睡眠時間となります。

2つ目は、睡眠不足を補う方法です。いくら忙しくても、1週間に1日だけは、規則正しい生活をして十分な睡眠時間を取ることです。

たとえば、日曜日は休息日にして、朝6時に起きて午後11時に眠る。朝食を6時30分に、昼食を12時に、夕食を18時にと、三食をきちんと取る。昼食前に10分間、夕方の17時に30分間の散歩をする。夕食後は、好きな音楽や読書などでリラックス。熱くない温度でゆっくりと入浴し、コップ2杯の水を飲んで就寝。

このように、1週間に1日だけ、規則正しい生活を送ることで、体内時計が活性化され、眠りの質がよくなります。

記憶力を高めるための眠り
その主役はグリア

睡眠中も、**脳は忙しく働いています。無意識のうちにその日にあった出来事を見直しています。**膨大な量の記録ですので、それを効率よく進めるため、パターン化された脳回路が作り出されています。大量の記録が整理分類され、関連づけられ再考されて、保管するものと棄却するものに仕分けられます。この一連の作業を仕切っているのがグリア細胞のアストロサイトです。

昼間のうちに、いったん海馬に保管された記憶を脳組織に移し替える大作業は、睡眠中に毎秒1回のサイクルで繰り返されます。周期的に繰り返される一連の作業は、睡眠中の脳波によく現れます。それが毎秒1回（0・5〜2回）のサイクルで大きな振幅で震えるデルタ波です。

大脳皮質で観察されるこの周期的な活動は、アストロサイトの仕事ぶりを表しています。アストロサイトは、ニューロンの大集団を同期させて周期的に活性化し、ニューロン集団に大きなうねりを作り出します［1］。

視床のニューロン集団から始まる信号が、ちょうど野球場のスタンドの端から端まで（すなわち視床から大脳皮質まで）駆け抜けるウエーブのように、視床－視床下部－大脳皮質へと広がっていきます。その様子が、デルタ波として脳波に映し出されているのです。

眠りをシンフォニーにたとえると、アストロサイトは大人数の楽団員をまとめる指揮者です。

アストロサイトを中心とするグリア細胞は、デルタ波以外にも多様な脳波を作ります。あるときはさざなみ波を（睡眠ステージの1）、そして、睡眠紡錘を（睡眠ステージの2）を演出し、デルタ波（睡眠ステージの3と4）を演出。その後、あたかもカオスのように振る舞い、振幅が小さく不規則な波（レム睡眠）を創出して、シンフォニーの第1楽章を終えます。シンフォニーは、第2、第3、第4楽章まで続きます。1楽章がおおよそ90分ですから、これで約6時間の睡眠時間となります。もし第5章が追加されると、7～8時間の睡眠になります。

眠りはアルツハイマー病の予防に不可欠

脳は、眠っている間にグリア細胞のアストロサイトが縮んで、老廃物を洗い流すための空間を作り出します。すると動脈に沿って排水管のような管が魔法のように現れます［1］。そこを通って、アミロイドβという脳の老廃物が洗い流されていきます［2］。アミロイドβは、放っておくとアルツハイマー病を引き起こす厄介なタンパクです。

2013年、セントルイスのワシントン大学のヨー博士らは、45〜75歳の健康な人を対象に、睡眠の質とアミロイドβ沈着との関係を調査しました。**睡眠の質が低い人は、よく眠る人に比べて5〜6倍もアミロイドβが沈着することが観察されました**[3]。

同年、ジョンズホプキンス大学の心理学者、スピラ博士らは、睡眠時間が短い人ほどアミロイドβの沈着が多いこと[4]、2014年には、オランダのクラッセン教授とオーム博士らによって、24時間眠らないでいると、アルツハイマー病になりやすいことが報告されました[5]。アルツハイマー病になるまでに二十数年の猶予がありま す。ビジネスパーソンは、忙しい毎日を工夫して、質のいい眠りを取るよう工夫する必要があります。

眠りは、そのほかの脳の病気も防いでいます。パーキンソン病や運動ニューロンが壊れていく筋萎縮性側索硬化症、歩行時にふらつく脊髄小脳変性症など神経難病の原因物質も、睡眠中に作られた排水管から洗い流されます。

私たちは、1日の3分の1もの時間を眠りに費やします。一見、無駄な時間に思え

ますが、健康を維持し翌日のパフォーマンスを上げるために、不可欠な時間なのです。

不眠には、いくつかのパターンがある

現在、日本人の5人に1人が睡眠に関する悩みを抱えているといわれています。そして、成人の20人に1人が睡眠薬を服用しています。

不眠には、「寝つきが悪い」「夜中に何度も目が覚める」「朝早く目が覚めて困る」「朝起きたとき疲れが取れていない」などの悩みがあります。どれか1つでも当てはまれば、不眠です。不眠の悩みを持つ方は少なくないでしょう。

不眠症は、「夜間、適切な時間帯に就床したにもかかわらず、寝床でよく眠ることができず、その結果、日中に生活の質が低下する場合」と医学的に定義されています。つまり、日中に十分なパフォーマンスが発揮できないほどの寝不足のことです。

ちなみに、不眠症の日中症状としては、次の9項目があります。

1疲れやすい、2注意力・集中力・記憶力が低下したように思う、3社会生活や家庭生活がうまくいかない、4気分が優れず、すぐいらいらする、5日中の眠気、6仕事

をしているとき、理由もないのに無性に腹が立ったり、怒りっぽくなったりする、7気力ややる気がなくなった、8間違いを起こしやすくなった、9眠ることが心配で怖い。

　ひとつでも当てはまる場合は、不眠症の可能性があります。眠りの習慣を見直す必要があります。

「たかが不眠」と軽く考えがちですが、血管疾患の原因となるメタボリック症候群や、骨が弱くなる骨粗鬆症、がん、うつ病をはじめとする心の病など、**さまざまな病気と不眠に関する研究報告が相次いでいます**。

　医学界においては、「不眠を軽視すべきではない」という声が高まっていて、2014年の国際分類（ICSD－3）では、週に3晩以上の寝不足が3カ月続く場合は慢性不眠症という病気であり、医療機関を受診するようにと勧告しています〔1〕。

睡眠時無呼吸に注意

睡眠時無呼吸症の人は、正常な高齢者の3倍の頻度で脳梗塞や心筋梗塞を発症しま

す。動脈の内面には血管内皮という層状にはりめぐらされた細胞膜があり、循環を調節するホルモンなどの善玉分子を作り出して、健康維持に貢献しているのです。

また、寝ている間に無呼吸やいびきを繰り返すと血圧が上がり、血液が粘っこくなって固まりやすくなります。すると細胞組織の働きが乱れ、血液の凝固と溶けやすさとのバランスが崩れてしまうのです。

睡眠時無呼吸症候群があり、いびきの重症度が高いと、通常の2〜3倍も腎臓病になりやすいことがわかっています。

寝る時間、睡眠時間をどう考える？

NHKが1960年から5年ごとに実施している「国民生活時間調査報告書」によると、人々のライフスタイルの変化とともに、睡眠の様子は大きく変化してきました。

午後11時以降に眠る「遅寝の人」が増え、朝の5時半から7時の間に起きる「早起きの人」も増えています。つまり、遅寝早起きパターンになっているのです。睡眠時間は、1980年を境に短くなり、2015年には平日で7時間15分、日曜日で8時間3分でした。

日本社会は、まさに夜のない社会になっています。ＬＥＤ照明の普及、携帯電話、タブレット機器、携帯型ゲーム機といった電子機器の増加や、コンビニエンスストアなど24時間型店舗の増加により、街から夜が消えてしまいました。

競争社会に生き残るには、この21世紀型の社会を避けて通ることはできません。深刻な生体リズム障害をもたらす危険と戦う必要があります。

では、どうすればよいのでしょう。

まず、自分に必要な睡眠時間を見極めることです。必要な睡眠時間は、人によって異なります。電気を発明したエジソンは、4～5時間眠れば十分でした。一方、20世紀の顔と言われるアインシュタインは、10時間以上の眠りが必要でした。あなたは何時間眠れば十分でしょうか？

それを調べる方法があります。

ベッドに入った時刻と起きた時刻を、10日間連続して記録します。1日ごとに睡眠時間を計算し、10日分の平均値を出します。それがあなたに必要な睡眠時間です。

睡眠時間は短すぎても、また長すぎても、健康にとっては好ましくありません。一般的には、6時間から8時間が必要と言われています。自分に必要な時間をぐっすり眠ること。これがパフォーマンスを上げる秘訣です。

質のよい眠りを得るためには、たとえ前の晩の就寝が遅くても、いつもと同じ時刻に起きることが大切です。

育ち盛りの小児にとっては、「早寝早起き」が大切な生活習慣ですが、成人にとっては、「早起き早寝」の生活こそが正解と言えます。

メラトニンを活性化する

健やかな眠りを誘うメラトニンは、欠かすことのできないホルモンです。どのようにすれば私たちは、メラトニンを上手に利用することができるのでしょう。

メラトニンは脳の松果体から、約24時間のリズムで分泌されます。このリズムを作っているのが生体時計です。

起床後に、たっぷりと日差しを浴びると、その約15時間後にメラトニンができあがるように、生合成の準備が始まります。夕刻にできあがったメラトニンは、日が落ち、真っ暗闇になることを合図に、いっせいに血液の中に放出されます。これをホルモンの分泌といいます。分泌されたメラトニンは、血流に乗って全身に運ばれ、からだの生理機能を高めていきます。

メラトニンは、脳に働きかけて心地よい眠りを誘います。脳にある体温中枢に働きかけ、脳温を下げ、眠りにつきやすい環境を作ります。また、全身の血管に働きかけて血圧を下げ、夜の隠れ高血圧を改善します。心臓と心臓の血管に働きかけ、昼間に傷ついた心臓を癒します。脳と脳の血管に働きかけ、脳梗塞を予防します。さらに、骨に働きかけて骨粗鬆症を防ぎます。

このように、メラトニンは自律神経を調節し、免疫機能を賦活し、発がんを抑え、老化の速度を遅らせます。**メラトニンは、まるで〝魔法〟のような、さまざまな効力を持っているのです**。

20世紀の後半、メラトニンを分泌する松果体が、「若返りの泉」ともてはやされました。メラトニンには24時間のリズムがあることから「日時計」と呼ばれ、季節とともに変化することから「季節時計」とも呼ばれ、加齢とともに低下することから「加齢時計」とも呼ばれてきました。

もう随分と古い研究報告ですが、若いラットの松果体を年老いたラットに移植すると、そのラットの血管や心臓が若返ることが実証されました。人でも、就寝前に毎日メラトニンを服用すると長生きできることが報告されています。もし、それが事実なら、脳の体内時計が松果体と協力して、若返りや健康長寿をもたらしているのでしょう。

メラトニンを活性化する1日の過ごし方を紹介しましょう。

血液中のメラトニンは、夜に多く、昼間はほとんどないというサーカディアンリズムを示します。夜、十分にメラトニンが増えるように生活を整えることが大切です。

朝は、決まった時刻に起きて太陽光を浴び、規則正しい朝食を、よく噛んで食べます。

昼間は、十分、運動しましょう。メラトニンは、松果体からだけではなく、小腸や胃からも作り出されます。そのほか、卵巣や精巣、脊髄や骨や皮膚などでも作られます。昼間に運動すると、小腸や胃でメラトニンが多く作られ、さらに心臓、血管、肺、肝臓、腎臓等にあるメラトニンの信号を受ける受容体を刺激します。屋外労働の人は、屋内労働よりもメラトニンがたっぷり出て、よく眠れると覚えておいてください。

何よりも大切なのが夜間の過ごし方です。**メラトニンは真っ暗にすることで、初めて分泌されます**。薄明かりであっても、メラトニンは十分には分泌されません。300ルクス程度の明るさでも、夜に1〜2時間も薄明かりを浴びると、メラトニンは出なくなります。120ルクスであっても、一晩中続けると、メラトニンは出ません。

白色蛍光灯よりも、暖かみのある電燈のほうが、メラトニンを出なくする働きは弱いようです。白色の中に含まれる、青色の光スペクトルに、メラトニン抑制効果があるからです。青色光は、460ナノメートルという短波長の光成分です。これが元凶です。たった8ルクスであっても、青色光は1200ルクスの白色光と同等のメラトニン抑制効果を示します。

光は、網膜細胞にあるメラノプシンを含む神経細胞に作用して、メラトニンの分泌を調節しています。青色光の作用は、黄橙色や緑色よりも強力にメラノプシンに作用します。

テレビを見ながら眠るとか、寝室にスマートフォンを持ち込むといった、ちょっとした精神活動が加わるとメラトニンは出なくなります。とにかく真っ暗にして、心静

人はメラトニンによって眠くなる

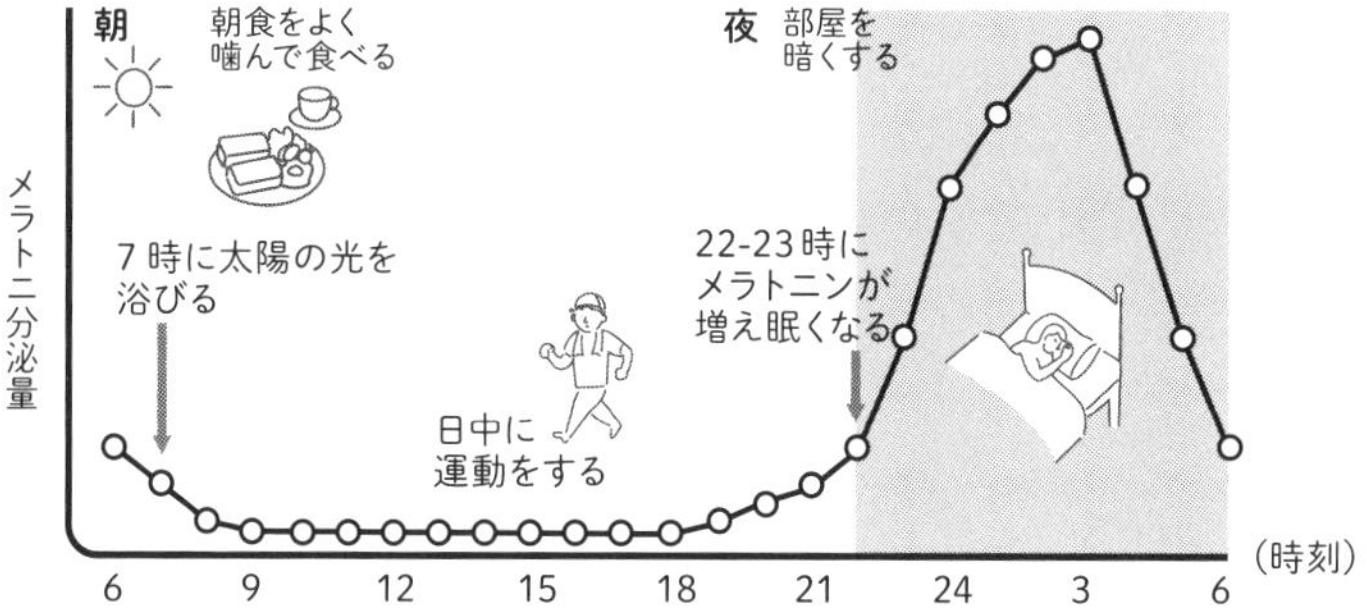

起床して光を浴びると15時間後に睡眠ホルモンのメラトニンが分泌されるように仕組まれます。朝食をしっかりと食べ、日中に運動をし、夜、部屋を真っ暗にすることで、メラトニンの分泌が盛んになります。

かに休むことが、メラトニンをたくさん出すための秘訣です。

メラトニンを活性化する1週間の過ごし方も大切です。

血液中のメラトニン濃度には、1日のリズムとともに1週間のリズムがあります。正確には3・5日のリズムで、松果体から分泌されるメラトニンの量が変化しています。よく言われる三日坊主のリズムです。1週間の生活を規則正しく繰り返すことで、メラトニンのリズムが整います。

メラトニンを活性化するには季節への配慮も大切です。

日照時間は、季節によって変化します。日中に浴びる光の量が少ないと、夜のメラトニンは少なくなります。冬、日照時間が極端に短くなる東北地方では、日中の光の量が、夏の半分になるところもあります。そのような場所では、夜間の睡眠環境をよく整え、眠りやすい工夫を凝らすことが必要になります。

ラベンダーの香りで全身を休息モードにする

良質の睡眠を得るための寝室や寝具についてお話しましょう。

人間の皮膚の表面温度は、29～30℃です。外気温が皮膚温度より高く、かつ湿度が高いと、皮膚からの熱放散ができません。発汗の気化熱で体温を下げることができず、からだが「睡眠のモード」に入れないのです。室温が高くなる夏場は、エアコンを活用したり、パジャマや布団などの寝具を工夫したりして、体温を下げやすい環境を作ることが必要です。

朝、グレープフルーツの香りをかぐと、からだが活動的になる一方、**夜に有効な香**

りはラベンダーです。ラベンダーはグレープフルーツと全く逆の働きがあります。夜にラベンダーの香りをかぐと、交感神経が抑制され、血圧が下がります。そして、からだを休ませて疲れを取るために働く副交感神経の活動が高まって、全身が休息モードに切り替わるのです。

適温のお風呂で入浴したあとは、心身の疲れが癒されていますが、ラベンダーの香りをかぐことで、その癒し効果が長く持続します。入浴剤や、入浴後のスキンケア製品にラベンダーの香りを取り入れるといいかもしれません。

ただ、ラベンダーの香りには、グレープフルーツとは逆に、脂肪の分解を抑えたり、食欲を高めたりする作用もあります。就寝前に食欲が起こらないように、ラベンダーの香りはほどほどの強さでかぐ心がけも必要でしょう。

このように、香りが人体に与える影響は非常に興味深いものですが、これも体内時計が正確に時を刻んでこその効果だと認識してください。実験動物の脳の体内時計を破壊したところ、グレープフルーツやラベンダーの香りによるからだへの影響が、すっかり消えてしまったのです。これは、体内時計が自律神経の働きを統括していることを示すとともに、**体内時計が狂っていると、香りの効果も得られない**ことを意味しています。

「香りをかいでも効果がない」と思ったら、そのほかの生活習慣を見直して、生活のリズムを整えるようにしてください。

深い眠りを誘う食事

快適な眠りを得たいなら、もう一度食生活を見直しましょう。

規則正しい食事習慣は深い眠りをもたらし、記憶力の向上にも役立ちます。なかでも朝食の効用が大きく、食事内容としては糖質（炭水化物系）とともにトリプトファンが多く含まれる良質のたんぱく質、ビタミンB６の摂取が有効とされています。

ゴマやクルミなどの植物種子や、イワシやサバなどの青魚に多く含まれている不飽和脂肪酸を十分に取ると、睡眠を誘うメラトニンを大幅に増やし、寝つきをよくします。野菜や果物の摂取も、快眠をもたらします。ナッツなどに含まれるポリフェノールは、時計遺伝子の仲間のサーチュインの働きを高めて、生体リズムを整え、心地よい眠りをもたらすことがわかっています。

—表２—

睡眠の質を高める食事と栄養素

・ビタミンCを取る（柑橘類、ゴーヤ、ピーマン、キウイ、イチゴ、パパイヤ）
・トリプトファンを取る（鶏肉、卵、ヨーグルト、野菜、アーモンド）
・カリウムを取る（バナナ、野菜、ブロッコリー、アボカド）
・カルシウムを取る（ケール、鰯、海藻、ゴマ）
・セレンを取る（ナッツ、ひまわりの種、牛肉、カキ、鶏肉、マッシュルーム）
・ビタミンDを取る（しいたけ、サケ、マグロ、サバ、カキ）
・オメガ３脂肪酸を取る（胡桃、サケ、亜麻仁オイル、フィッシュオイル）
・腸内フローラを整える（キムチ、ピクルス、味噌、ヨーグルト）
・善玉菌を増やす（ニンニク、タマネギ、アスパラガス）
・マグネシウムを補う（葉野菜、ゴマ、カボチャの種）

脂っこい食事が不眠のもとに

脂肪分が多い食事は、異常なほどの昼間の眠気をもたらします。

脂肪分を毎日好んで取る人は、「いくらでも眠れる」とでも言うように、眠気度が増し、日中もこっくりこっくりと居眠りをします。**特に昼食に脂肪分が多い食事を取ると、食後に強い眠気が現れ、午後の仕事に支障が出ます。**

昼食後に眠くなるのは、誰にでもみられる正常な反応ですが、運転中に運転ミスが増えるほどの強い眠気は危険です。

過剰な脂肪摂取は、時計遺伝子の発現リズ

ムを狂わせ、体内時計の働きを弱めるために、昼間の異常な眠気をもたらすのです。時差ボケにもなりやすいので、海外出張が多いビジネスパーソンは特に注意しておきましょう。

「寝酒を飲むとよく眠れる」は間違い

夕食時にお酒を楽しむ習慣を持つ人も多いでしょう。適量、かつ就寝の3時間くらい前までに飲み終わるのであれば、けっこうです。

しかし、飲みすぎはもちろんよくありません。深酒は、血圧を上げる原因になります。**飲んでいる間はアルコールの血管拡張作用で血圧は下がりますが、あとでリバウンドが来て、翌朝の血圧がドーンと上がる**のです。

一方、アルコールの影響で血管が拡張して血圧が下がると、それを補うために心拍数が上がってきます。お酒を飲むと心臓がドキドキとするのは、このためです。

24時間血圧を記録した患者さんの血圧や心拍数を解析すると、こんなことがあります。ある晩、急に血圧が下がり、心拍数が上がっている。その翌朝、心臓で使われた酸素量の大きさを反映する「収縮期血圧×心拍数」（ダブルプロダクトという）が上がっている。患者さんに聞くと、「その晩は宴会があって、深酒してしまった」というわけです。

このように、深酒は飲んでいる最中にも心臓に負担をかけますし、その翌朝にも大きな負荷をかけます。深酒をした翌朝は、十分に体をいたわることが大切です。

アルコール摂取量の目安に用いられる「標準飲酒」という単位があります。1単位はアルコール14グラムをいい、ビールなら350ml、日本酒・ワインなら120ml、ウイスキーなら45mlに相当します。

1日平均で3単位以上を飲む人は、飲酒量に比例して、血圧が高くなると言われています。また、過度のアルコール摂取は心臓病や脳卒中の発症頻度を増加させます。認知症になる危険性を高めるという報告もあります。くれぐれも、深酒は慎んでください。

また、酒量にかかわらず、就寝前のお酒、いわゆる「寝酒」はやめるべきです。お酒を飲んだほうがよく眠れるという考えは誤りです。むしろ、寝酒は良質の睡眠を妨げる最悪の習慣です。確かに、アルコールには鎮静作用や睡眠を促す作用があり、お酒を飲むと眠くなります。しかし、お酒の力を借りて眠っても、その後の睡眠の質は著しく低下してしまうのです。

アルコールは脳の働きを無理やり押さえつけているので、アルコールが分解されて体内から抜けると、眠りが浅くなり、目が覚めやすくなります。

また、酔っぱらって寝ると、ガーガーとうるさいいびきをかく人がいます。これはアルコールでのどの周辺がむくみ、気道が狭くなるためです。

さらに、就寝中は筋肉の緩みの程度が大きくなり、舌がのどのほうに落ち込んで、気道を狭めます。このため、閉塞性の睡眠時無呼吸症候群（睡眠中に呼吸が低下したり、一時的に止まったりする状態）が起こりやすくなります。

呼吸が止まって低酸素状態になると、交感神経が緊張し、脳の覚醒中枢が刺激されます。わかりやすくいうと、呼吸を再開させるために、脳が無理矢理にたたき起こされているわけです。**本人に自覚がなくとも、脳は何度も中途覚醒して、深い睡眠に入ることができないのです**。その結果、日中に強い眠気や疲労感を生じます。

睡眠時無呼吸症候群は、不眠を招くばかりか、夜間高血圧やメタボリック症候群を引き起こすという研究報告が、近年相次いでいます。

お酒は、1日の疲れが取れる程度の適量にとどめ、ほどほどに楽しむようにしてください。

入浴は布団に入る2時間前までに

体温は睡眠と深くかかわっています。私たちのからだには、体温が高いところから低いところへ急激に下がると、眠くなる性質があります。この性質を利用し、入浴を上手に活用すると、スムーズな入眠の助けになります。

お風呂に入る時間は、就寝の2時間前くらいが最適です。

お風呂に入ると、温熱効果で血液循環がよくなり、いったんからだの深部体温が上昇します。その後しばらく経って、皮膚の表面から熱が放散されることで体温が下がっていきます。体温が下がっていくタイミングと、メラトニンの分泌が始まるタイミングを合わせるのがポイントです。

メラトニン自体にも体温を下げる作用があるので、皮膚からの熱放散とタイミングが合えば、一気に体温が下がって眠気が訪れるのです。

コラム4　不登校の子どものための眠りのリズム

近年、子どもの不登校や引きこもりが大きな問題となっていますが、その多くのケースに睡眠障害がかかわっています。

小児の睡眠障害研究の第一人者である三池輝久医師（兵庫県立リハビリテーション中央病院・子どもの睡眠と発達医療センター特命参与）によれば、不登校児童の約80%は「睡眠相後退症候群」と呼ばれる睡眠障害が原因です。体内時計の狂いが原因です。

睡眠相後退症候群とは、眠くなる時間や目が覚める時間が、普通よりも大きく後ろにずれ込む状態が続く障害です。典型的なケースでは、夕方から夜にかけて目が冴え、0時前には眠ることができず、入眠が午前2〜6時になってしまいます。いったん寝つくと10時間以上眠りますが、睡眠の質が低下しているために、起きている間の眠気、頭痛、倦怠感など、時差ボケのような症状が起こるのです。

朝、無理に起こしても、異常な眠気で勉強などに集中できません。この状態が慢性化し、症状が強まってくると、精神的にも不安定になり、キレやすくなります。また、閉じこもりが発生します。

子どもがこうした状態にあるとき、周囲の大人は、単に本人の意思の問題ととらえて、「気持ちがたるんでいるからだ」などと責めてしまいます。しかし、これはピリオド3という時計遺伝子の異常が原因の、れっきとした病気です。本人の努力で改善できるものではなく、治療が必要なのです。


では、いったい何が子どもの体内時計を狂わせているのでしょうか？

おとなの場合、必要な睡眠時間には個人差があり、「何時間寝るのがいい」と一概には言えません。しかし、成長過程にある子どもは、1日に8〜10時間は眠るべきなのです。からだを作ったり、遺伝子のダメージを修復したりする「成長ホルモン」は、睡眠中に分泌されるからです。子どもの睡眠時間が短いと、成長ホルモンが不足して、発育に支障をきたします。

睡眠は約90分のサイクルで、深い眠りの「ノンレム睡眠」と浅い眠りの「レム睡眠」を繰り返しています。ノンレム睡眠の中でも、ゆったりした脳波のオメガ波が多い、最も深い眠りを「徐波睡眠」と言います。この徐波睡眠のとき、成長ホルモンの分泌が最も増えるのです。

約90分の睡眠サイクルのうちの1回目、つまり、眠りについて30分から1時間ほどで訪れる徐波睡眠が最も深く、その時間帯が成長ホルモン分泌のピークとなります。成長ホルモンの分泌は朝まで続きます。

では、子どもは何時に寝かせるのがいいのでしょう?

まず、朝は一定の時刻、6時から7時ごろまでに起床することが重要です。5〜6歳くらいまでの幼児なら、その10時間前、20時から遅くとも21時くらいまでに寝かせてください。小中学生でも、少なくとも8時間以上は眠れるように、22時ごろまでに就寝させましょう。

親の夜型生活が、子どもの睡眠不足を招く大きな原因となっています。

生まれたばかりの赤ん坊は眠っているばかりで、ほとんどサーカディアンリズムは見られません。生後約2カ月経つと、24時間よりも少し長いリズムが現れますが、まだ弱々しいものです。たとえば、仕事から帰った父親が子どもの寝顔を見ようとして照明をつけると、それだけで生体リズムが乱れて昼夜逆転が起こります。

生体リズムが完成するのは5歳以降です。それまでに、しっかりと早寝早起きの習慣をつけさせることが大切です。

子どもの健全な発育を促すには、早寝早起きで十分な睡眠時間を取り、生体リズムを守ることが何よりも重要です。親御さんは肝に銘じていただきたいものです。

・朝は決まった時間に起こす。その時間から逆算し、8〜10時間前に就寝させる

・夜は、テレビ、ゲーム、パソコン、携帯禁止
・心のこもった彩り豊かな朝食を食べさせる
この3つが大切です。

どうしても眠れないときの15項目チェック

どうしても眠れないときには、次の不眠対処の15の指針を、自己点検してください。もし、できていないところが見つかったら、少しずつ直していきましょう。きっと良い眠りが得られるはずです。

1. 睡眠時間は人それぞれ。日中、体調や気分が爽快ならば十分

4～5時間の眠りで十分な人もいれば、10時間以上の眠りが必要な人もいます。必要な睡眠時間は人それぞれです。

7～8時間が理想ですが、それにこだわる必要はありません。歳をとると、必要な

睡眠時間は短くなります。季節でも変化します。秋から冬にかけて、日照時間が短くなると睡眠時間は長くなります。そして春から夏にかけて、睡眠時間は短くなります。**どれくらいの眠りが必要かは、脳の眠り時計が調節しています。**必要な睡眠時間が満たされると、あとは浅い眠りが、だらだら続くだけです。短い眠りと思っても、日中の体調が良ければ、それで十分です。

2. 眠りの環境を整える

奇妙に感じるかもしれませんが、寝つきをよくするための基本は、短時間に脳の体温を下げることにあります。たとえば赤ん坊は、眠り始めるとき手足がぽかぽかと温かくなります。そのぶんだけ脳の血流を減らして、脳の温度を下げているのです。

おとなも同じことができれば、簡単に眠りにつくことができます。ところがおとなの場合は、ストレスが手足の血管を収縮させるため、血の巡りが悪くなり、なかなか赤ん坊のようにはいきません。

てっとり早いのが、入浴です。風呂に入ると、からだの表面の血流が良くなり、手足や胸がぽかぽかと温まってきます。あまり熱いお湯だと、交感神経が緊張してかえって血管は収縮してしまいます。**ぬるめのお湯にゆっくり入って血液循環をよくすると、15分くらいで汗が引き、2時間ほどでほどよく体温が下がり始めます。そのころに布団に入ると、寝つきがよくなると言うわけです。**

睡眠ホルモンのメラトニンは、生体リズムを整えて深い眠りに導きます。メラトニンは、部屋を真っ暗にしないと分泌されません。テレビやパソコンなど、頭を刺激する環境でも、メラトニンが出なくなります。静かな暗闇こそ、眠りを整えるための基本なのです。住環境によっては、厚手のカーテンが有効です。

生活音への対処も必要です。私たちのからだは、突発的な音に敏感に反応します。壁のスイッチをつけるときのわずかな音でも、心理的には強い音として感じるのです。台所で流す水の音も、目を覚ますに十分な大きさです。

室温調節も重要です。私たちのからだは、夏は高めに設定され、冬は低めに設定されています。ですから快適な眠りを得るための室温は、季節によって異なります。年齢によっても違いますし、男性と女性でも異なります。

したがって、一般的には、眠りに適した室温は18℃~23℃といわれています。夏のエアコンは、24℃くらいに、冬は18℃くらいに設定するのが適切でしょう。

足がほてって眠れないと言う人は、足を冷やすのも効果があります。冷えたシートを布団の足元に敷くのもひとつの工夫です。微風の扇風機を足元にゆっくり回すのもいいでしょう。頭を冷やすのも、寝つきをよくする効果があります。

パジャマにも気を配ってください。人は1日のうちで、眠っているときに最も多くの汗をかきます。ですから**保温効果とともに、通気のよいパジャマを選ぶことをおすすめします**。

掛け布団も睡眠に影響します。起きたときに疲れが取れていない原因が、布団の重さだったということもあります。

マットレスの硬さも大切です。お尻が沈み込まない性能が望まれます。高齢者の場合は、背中や臀部の筋肉が少なくなっているので、ある程度のクッション効果のある布団が必要です。マットレスの場合は、押して3センチくらい沈むのがよいとされていますが、体型や肉づきによって異なりますので、自分にあったものを選んでください。

ベッドの幅は、少なくとも90センチ以上は必要です。人は一夜のうちに、十数度の寝返りを打ちます。それより狭いと寝返りを打ったとき、からだが外に出てしまうため、落ち着いて眠れないからです。

枕も睡眠の質を左右します。高い枕がいい人、やわらかく沈み込む枕がいい人と、人により好みが分かれます。一般的には、頭に血がのぼり過ぎないように、首筋の骨に無理のかからない姿勢で眠れる枕を選ぶのがいいと言われています。

3．眠りが浅いときは、むしろ積極的に遅寝・早起きにしてみる

長い間、不眠症で悩んできた人は、床についても眠れない記憶が頭にこびりついています。そのため、就寝時刻が近づくと、また眠れないのではという不安が強くなり、かえって目が冴えてしまいます。これは条件不眠と呼ばれます。

この悪循環を断つために、むしろ積極的に遅寝・早起きにして、床についている時間を減らすことがすすめられます。必要な時間だけ床につけば、熟睡感が高まるからです。

遅寝・早起きにして熟睡感が高まったら、15分ずつ床についている時間を増やします。やがて、この目標時間に達すれば、不眠は解消です。

4．眠る前には、リラックスした時間を過ごす

寝つきを良くする試みを、ひとつずつ試してみます。軽い読書、心地よい音楽、ぬるめの入浴、瞑想、ヨガ、アロマなどがいいでしょう。

専門医の指導が必要ですが、筋肉の緊張を取るための筋弛緩トレーニングや、自律訓練法などのバイオフィードバックも有効です。

5．就寝4時間前のコーヒー・お茶・胃にもたれるほどの食事は避ける

コーヒーやお茶にはカフェインが含まれています。カフェインには覚醒作用があるため、寝つきの邪魔をします。この作用は、コーヒーやお茶を飲んでから20〜30分後に現れ、長いときは5時間も持続します。**ですから不眠症に悩んでいる人は、床につく4〜5時間前から、コーヒーやお茶を控えることが必要です。**カフェインは、紅茶やココア、栄養ドリンク、コーラ、チョコレートにも含まれています。

夜食を食べ過ぎると、寝つきが悪くなり、睡眠の質が低下します。夜中にたびたび目が覚めることもあります。消化が十分でないままベッドに入るため、眠るはずの時間帯に胃腸が活発に動くからです。たんぱく質や脂肪の多い食事ほど、眠りを妨げま

す。空腹でどうしても眠られないときは、牛乳や軽いスナックがいいでしょう。

6. 就寝前1時間の喫煙は避ける。中途で目が覚めても喫煙はしない

もちろん、喫煙はすすめられませんが、ヘビースモーカーで、どうしても禁煙できない方への指針です。タバコに含まれるニコチンは、交感神経に働きかけ、眠りを妨害します。タバコを吸い始めると同時に、交感神経の活動が高ぶり、寝つくことができません。その効果は長いときは2時間も持続します。タバコには、心臓の血管を糸のように細くしてしまう作用があります。就寝前の一服は、狭心症や不整脈の原因です。慎みましょう。

7. 眠気を感じてから床に入る

面白いことに、**習慣的に床に入る2〜4時間前は、1日の中で最も眠れない時間帯**です。いつもより早く床についても、なかなか寝つけないのはそのためです。眠くなる時刻は、その日の活動量や季節によって変わります。ですから、眠る時刻は決めてしまわず、眠くなってから床につくことが、健やかな眠りを得るための秘訣です。

眠ろうとすればするほど、頭が冴えて眠れない。こうした場合は、いったん床を離れて、読書なり音楽を聴くなりして、眠くなってから床に戻ってください。

8. 毎朝、同じ時刻に起床する

床につく時刻が日によって変わっても、同じ時刻に起床することが不眠対策の基本です。毎朝、同じ時刻に起床し、起床後に太陽光を浴びると、体内時計の針がリセットされ、からだのリズムが地球の自転のリズムに一致します。その日の夜には、タイミングのよい時刻に、十分な量のメラトニンが分泌され、快適な眠りが得られます。

9. 起床時には、カーテンを開け、明るい日射しを十分に浴びる

起床後の明るい日差しは、網膜にあるメラノプシン細胞を刺激して体内時計を整えます。正しい生体リズムを整えるためには、朝の明るい光が最も効果的です。午後の光には効力がありません。

起床後、できるだけ早く、光を浴びることが有効です。私たちの体内時計は、最初の光から15〜16時間後に眠気が現れるように仕組まれています。朝の7時に日差しを

浴びたときは、夜の10〜11時に眠くなるというわけです。

10. 昼寝をするなら、正午から午後2時までに20〜30分間

12時間のリズムも、生体リズムのひとつです。昼間の眠気は、健康なからだから発信されるシグナルです。眠る時刻と長さを間違えないように、上手な昼寝の習慣を身につけましょう。

11. 規則正しい三度の食事と、適度の運動習慣を心がける

脳へのエネルギー補給に朝食は欠かせません。**眠っている間に使い果たしたブドウ糖を補給する意味で、朝に糖質（米飯やパン）を取ることは重要です**。規則正しく、朝食を取る習慣があると、朝食の1時間前から胃腸の動きが活発になって、目覚めのよい朝を迎えることができます。

昼間の運動は、筋肉や胃腸で作られるメラトニンを増やします。その結果、深い睡眠が得られます。30分程度の散歩や体操、ランニングや水泳など、からだが汗ばむ程度で十分です。無理のない運動を、毎日規則正しく行う習慣をつけましょう。

12. 睡眠中の激しいいびきや、足のびくつき、むずむず脚は治療をする

睡眠時無呼吸は、いろいろな生活習慣病を引き起こします。いびきが激しい人は、睡眠時無呼吸ではないか調べてみる必要があります。足のびくつきや、むずむず脚も、睡眠専門医の診察を受けることをおすすめします。

13. 十分に眠っても、日中の眠気が強いときは医師に相談

昼間の眠気がひどい、週末に平日の3時間以上長く眠る、という人は睡眠不足です。十分に眠っているはずでも、深い眠りが得られていない可能性があります。睡眠時無呼吸等、治療が必要な病気が隠れている可能性が大です。医師に相談してください。

14. 睡眠薬代わりの寝酒は不眠のもと

睡眠薬代わりの飲酒は厳禁です。それが習慣になると、ついつい酒量が増えていきます。

15. 睡眠薬は医師の指示で正しく使えば安全

睡眠薬を飲むと、初めは効くが、だんだん効かなくなる。挙句に依存症になってぼけてしまう。このような誤った認識を持っている人が多いようです。

必ずしも間違ってはいないのですが、医師の指示に従って正しく飲めば、睡眠薬はアルコールよりもはるかに安全です。

不眠は放置すると慢性化します。長期間続く不眠は、生活習慣病やがんなどの病因にもなります。大きな病気に罹らないよう、睡眠薬を正しく飲むという勇気も必要です。

第4章

体内時計を活用した超効率運動法

運動で遺伝子を変える

健康なからだを作るためには、運動が不可欠です。**運動をすると筋肉が刺激され、筋肉からマイオカイン（筋肉由来の調節因子）と呼ばれるホルモンのようなものが分泌されます。**マイオカインは血糖値や血圧を下げて健康を増進し、寿命を延ばすと言われています。

マイオカインは脳の海馬を刺激して記憶力を高めます。運動をすると骨や軟骨が刺激されますから、強すぎる運動でなければ、骨密度が増えて骨粗鬆症の予防になります。また、軟骨が保護されて膝関節や股関節の軟骨細胞が元気になります。

近年の分子生物学の進歩により健康医学が急速に進み、運動学にパラダイムシフトをもたらしました。

ひとつ目は、運動による遺伝子への働きです。

運動には不都合な遺伝子を、都合のいい遺伝子に変える働きがあります。運動することで、ジャンクDNAがエピジェネティクスの過程に作用して、ゲノムの形を変えるのです。その結果、遺伝子発現が変化して、都合のよい遺伝子が増えていくことがわかってきました［1、2］。

たとえば、歩行や軽いランニングは脳細胞の海馬、前頭葉、扁桃核などに影響を与えて、記憶力を高め、脳の老化を防ぎ、抑うつ気分を軽減して、不安症や心配症がなくなっていきます。その効果は長く維持され、子どもや孫の代にまで引き継がれると考えられています。

2つ目は、運動による体内時計への働きです。

マイオカインは、筋肉にあるビーマルワンという時計遺伝子に働きかけて、乱れた生体リズムを適正な周期長（24時間±0・4時間）のメリハリのある生体リズムにリフォームします［3］。また、マイオカインは、筋肉だけではなくからだ中の細胞のいろいろなホルモンに作用して、健康なからだとこころを取り戻します。

たとえば、抑うつ気分をもたらす悪いホルモンのキヌレニンを抑えてストレスから解放します。また、脳の活動力を上げるイリジンを増やしてもの忘れを改善し、アルツハイマー病を予防します［4、5］。

マイオカインと同様に、運動することで血中に増える乳酸も、ジャンクDNAに働きかけて不都合な遺伝子を都合のよい遺伝子に変えます。たとえば、頭の回転をよくするオレキシンというホルモンを活性化して、仕事の効率を高めてくれます。

また、運動によって膵臓・肝臓・腎臓・脂肪組織が刺激され、インスリン、キヌレニン、グレリンなどのホルモンが増えます。オレキシンなどのホルモンは、体内時計に働きかけてサーカディアンリズムの1日の長さを調整し、その日に合った長さにリフォームします。そして、その日に応じた眠りを作り出し、眠りと目覚めのリズムを整えるのです［6、7］。

そのほかにも、マイオカインは後述（第6章）のHIF1アルファ遺伝子に語りかけて、体内時計をパワフルに作り直し、メリハリの大きなサーカディアンリズムに繕います［8］。

コラム5　本物は直感で見極めろ

“A strong intuition is much more powerful than a weak test.”

がん専門の内科医であり研究者でもあるシッダールタ・ムカジーが、2015年に出版

運動学にもパラダイムシフト：遺伝子を変える

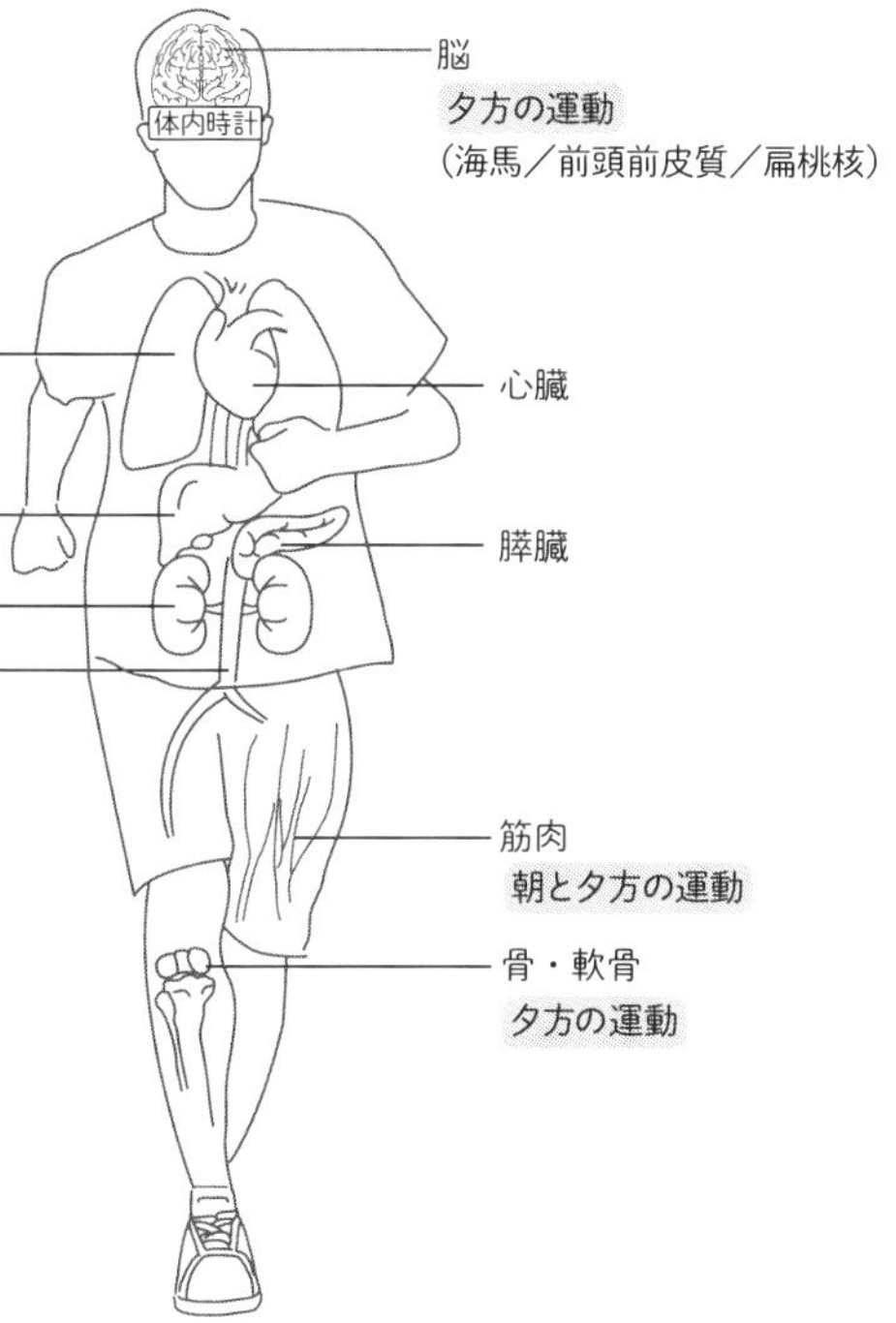

運動は体内時計の働きをパワーアップし、筋肉や骨だけではなく、脳、心臓、腎臓、血管、膵臓、肝臓、腎臓にも働きかけて、多彩なホルモン様物質を分泌させ、遺伝子を変えていきます。運動をすることで、ジャンクDNAがエピジェネティクスの過程に作用して、ゲノムの形を変えたり、遺伝子発現を変更したりするのです。その結果、健康力を高めパフォーマンスを上げるのに都合のよい遺伝子が増えていくことがわかってきました。

した『The Laws of Medicine』で述べている言葉です［1］。「本物は直感で見極めろ。目に見えない隠れた本質を見抜くには、経験に基づく鋭い直感に勝るものはない。ありきたりの検査は感度も精度も高くない」と主張しているのです。

みなさんも同感ではないでしょうか。パフォーマンスを上げるためには、「真実」を見極める力を培うことが必要です。

運動は健康によい。これは正解でしょうか？

みなさんの直感はいかがですか？

レオナルド・ダ・ヴィンチは、健康を保つ秘訣を次のように紹介しています［2］。

「運動は軽めがよい。軽めだとからだ全体の血流がよくなり、疲労物質がからだから出ていきやすくなる」

目覚めと起床のリズム

朝は要注意、と聞くと、このように思う人もいるかもしれません。

「心臓に不安があるし、それなら夜型の生活をしようか」「よかった！　私はいつも昼まで寝ている」

言うまでもなく、これらは間違った考え方です。いかに朝が要注意アワーだとしても、寝坊をしていいということにはなりません。体内時計をきちんと管理するには、早起きは必要だからです。

朝が苦手という人は、アイディア商品を利用するのもいいでしょう。「ドクターライト」の名前で市販されている目覚まし時計は、自然光に近い光を徐々に強く発して、自然に目が覚めるというものです。

生活リズムの乱れを知らせてくれるスマートフォンのアプリも登場しました。「からだの時計WM」といって、からだ本来の力を十分に発揮させるべく、ベストな24時間を指導してくれます。夕食の時刻、睡眠時間などを教える生体リズムアドバイザーのようなものです。

アプリによると、最適な起床時刻は午前6〜7時だとされています。

30分の朝の散歩が健康を作る

健康によい習慣として、ウォーキングやランニングが人気です。適度な運動が健康に好影響を与えます。

ところで、ウォーキングやランニングは早朝に行う人もいれば、夕方や夜に行っている人もいます。いつ行うかによって、期待できる効用が少し変わってきます。

体内時計の調整という意味では、日光を浴びる朝のほうが有効です。曇り空であっても、十分に効果があります。体内時計のリセットには、2500ルクス以上の明るさが必要と言われますが、日本では曇っている日でも、屋外の自然光の下では1万ルクスの明るさがあります。晴天の日なら、午前10時の太陽光は6万5000ルクス、夏場の昼ごろでしたら10万ルクス以上もの明るさです。

ちなみに、光が大事だからといって、強い日差しに長時間当たる必要はありません。そればかりか、紫外線の害を受けたり、熱中症を起こしたりする恐れが生じます。曇り空の光に30分も当たれば十分です。

しかしながら、「からだを鍛えたい」という目的で運動するのであれば、朝はあまり向いていません。

身体能力にも、1日を通じてのリズムがあります。起床後しばらくは筋肉が硬く、そのまま動いても疲労しやすいため、運動能力を発揮するには相応しくないのです。**一番運動能力が高まるのは、起きてから約10時間後、つまり、夕方から夜にかけてです。**

運動能力は体温のリズムと深い関係があると考えられています。からだの深部の体温は一般に早朝に最も低く、その後しだいに上昇し、夕方から夜にかけて最も高くなります。体温が上昇するにつれて、筋肉の強さや柔軟性、心肺能力、瞬発力など、運動にかかわるさまざまな能力が向上していくのです。

実際、ほとんどのスポーツで、17時以降のほうが選手の成績がよくなることや、夜のトレーニングのほうが朝よりも筋力が向上することが知られています。

たとえば、ゴルフは未明に家を出て、早朝からコースに出るという人が多いようですが、実は遅い時間にスタートしたほうがいいのです。人間のからだは、14~19時に握力が強くなるようにできています。**午後にコースを回ったほうがクラブをしっかり握れて、よいスコアが期待できるでしょう。**

ただし、あまり遅い時間の運動はおすすめできません。神経の緊張状態が影響して、入眠を妨げるからです。就寝時刻を考えて、運動のスケジュールを立ててください。

こうしたことを考え合わせると、朝はラジオ体操か散歩くらいの軽い運動、夕方から夜にかけてからだを鍛える運動を行うのが理想です。

朝は、運動より、光を浴びることを重視してください。カーテンを開けて日光を部屋に入れ、足りないようなら電気をつけます。そうして、ラジオ体操や軽い屈伸運動をするだけで、体内時計は調整されます。

仕事の効率を上げるために午前11時過ぎのウォーキングが有効

糖尿病や中等度以上の肥満、睡眠時無呼吸症候群に悩んでいる人は、午前11時過ぎのウォーキングで、勤務中の眠気や意欲の低下が改善されます。

最も効率のいい運動時刻は、夕刻ではなく昼食前の時間帯なのです。この時間帯に血糖を下げるインスリンの効果が高くなるからです。血糖が下がると、自律神経の働きが整えられ、免疫力とホルモン力が活性化されます。そして、体内時計の働きも強くなります。活性化された体内時計の働きで仕事の効率が高まっていきます。

午前11時過ぎのウォーキング（有酸素運動）は、内臓脂肪を燃やす効率が最も高いので、10分間くらいで十分です。体重増加が気になっているビジネスパーソンにとっても、内臓肥満の予防と解消に有効です。毎日繰り返すことで一層、効果が高まります。

骨粗鬆症を防ぐ鍵は夕方の運動と夕食にあり

骨は毎日、古い部分を溶かし（骨吸収）、新しい骨を作って（骨形成）、生まれ変わっています。血液中の骨の成分（カルシウムとリン）は昼間に増え、夜間に減少します。すなわち、骨は昼間に溶けて血液中に流れ出し、夜間に新しく作られるのです。

この働きがリズミカルに、バランスよく繰り返されることで、骨量が一定に保たれています。

何らかの理由で、骨を溶かす働きが骨を作る働きを上回ると、骨粗鬆症になります。骨粗鬆症とは、骨の成分（骨量）が少なくなり、構造的にもろくなる障害です。

体内時計が狂って生体リズムが乱れると、骨の吸収と形成のバランスが狂い、骨粗鬆症の原因になることがわかってきました。

骨の形成と吸収の24時間リズムには、時計遺伝子のピリオド1とピリオド2、クライ1とクライ2、ビーマルワンなどがかかわっています。これらの時計遺伝子のいずれかに機能異常が起こると、骨粗鬆症になってしまいます。

骨粗鬆症予防のポイントは、栄養・運動・日光の3つです。

栄養では、カルシウムとビタミンDが重要です。良質なたんぱく質、適度のビタミンC、ビタミンKの摂取も有効です。日常の食事でバランスよく、必要な栄養素を取ることが大切です。

骨の形成は夜に行われます。したがって、夕食が重要になります。吸収のよいカルシウムを含む乳製品、ビタミンDが豊富な魚やキノコ、ビタミンKが豊富な納豆や緑黄色野菜などを十分に取りましょう。インスタント食品や塩分、アルコール、喫煙、カフェインはカルシウムの吸収を抑制するので、要注意です。

骨を強くするには、運動もきわめて重要です。運動によって骨に適度な刺激を与えると、骨の強化とともに筋力がつき、転倒や骨折を防止します。骨粗鬆症の運動療法では、ウォーキングや下半身を鍛える体操、また、高齢者の場合は関節への負担が少ないプールでの水中歩行などが推奨されています。

3つ目は、適度に日光を浴びることです。日光浴は体内でのビタミンDの合成を促し、カルシウムを骨に吸着させる働きを高めます。

こうしてみると、朝のラジオ体操や日中に屋外で行うウォーキングなどは、体内時計の調整効果と合わせて、骨粗鬆症の予防に大変よい習慣と言えるでしょう。

骨粗鬆症の薬にも落とし穴がある

太った人は骨折が少ないと言われています。その理由は、いつもオモリを身につけて歩いているようなもので、骨質が強くなるからです。一方、水泳選手の場合は、水中の重力が低くなる環境で練習を繰り返しますので、からだに体重をかけることが少なくなります。そのため大腿骨頸部の骨密度が低いことがわかっています［1］。

宇宙飛行士が国際宇宙ステーションで長期間過ごすと、骨量が減ってしまいます。宇宙空間の微小重力の環境で、どんどん骨が溶けていくからです。そのため、最近の宇宙飛行士はビスフォスフォネートという薬で治療しながら、宇宙での任務を遂行しています。この薬は、昼間に骨が溶ける量を少なくする効果があります。臨床医学でも骨粗鬆症の予防の第一選択薬として高頻度に使われています。

しかし、ここで注意が必要です。ビスフォスフォネートは、大腿骨頸部などの骨折予防には有効ですが、骨幹の骨折頻度を増やす危険があるのです。昼と夜の24時間の

フォレスト出版　愛読者カード

ご購読ありがとうございます。今後の出版物の資料とさせていただきますので、下記の設問にお答えください。ご協力をお願い申し上げます。

●ご購入図書名　「　　　　　　　　　　　　」

●お買い上げ書店名「　　　　　　　　　　」書店

●お買い求めの動機は?

1. 著者が好きだから　　2. タイトルが気に入って
3. 装丁がよかったから　　4. 人にすすめられて
5. 新聞・雑誌の広告で（掲載誌誌名　　　　　）
6. その他（　　　　　　　　　）

●ご購読されている新聞・雑誌・Webサイトは?

（　　　　　　　　　　　　　　）

●よく利用するSNSは?（複数回答可）

□Facebook　□Twitter　□LINE　□その他（　　　　）

●お読みになりたい著者、テーマ等を具体的にお聞かせください。

（　　　　　　　　　　　　　　）

●本書についてのご意見・ご感想をお聞かせください。

●ご意見・ご感想をWebサイト・広告等に掲載させていただいてもよろしいでしょうか?

□YES　□NO　□匿名であればYES

郵 便 は が き

料金受取人払郵便

牛込局承認

2000

差出有効期限
令和4年5月
31日まで

1 6 2-8 7 9 0

東京都新宿区揚場町2-18
白宝ビル5F

フォレスト出版株式会社
愛読者カード係

フリガナ お名前	年齢　　　　歳 性別（ 男・女 ）
ご住所 〒 ☎　（　　）　FAX　（　　）	
ご職業	役職
ご勤務先または学校名	
Eメールアドレス メールによる新刊案内をお送り致します。ご希望されない場合は空欄のままで結構です。	

フォレスト出版の情報はhttp://www.forestpub.co.jpまで!

サイクルでの骨の入れ替わり（骨代謝の回転）を止めてしまうため、古い骨ばかりの弱い骨（いわゆる、フローズン・ボーン）になってしまうからです。

したがって、薬に頼るよりも、運動と睡眠の質を上げる生活治療こそ基本と言えるのです。

夕方の運動が脳を健康にする

運動は私たちの脳を活性化し脳の海馬の神経細胞を刺激して大きくします[1]。**海馬が小さくなる病気の代表がアルツハイマー病ですから、運動には記憶力をよくする効果がある**わけです。運動によって脳神経栄養因子（BDNF）が増え、脳の神経細胞の働きを豊かにします。神経細胞間の連絡をスピーディーにしたりすることで、記憶力が高まるといわれています[2]。

運動すると筋肉が刺激されてマイオカインが増えてきます。マイオカインにはインターロイキン6（IL－6）、インスリン様成長因子－1（IGF－1：肝臓や骨格筋などで産生される、インスリンに類似した作用をするホルモン）、血管内皮成長因子（VEGF）などがあって、それぞれ免疫力を高めて、がん細胞の抑制、糖尿病の改善、血管力を高めて動脈瘤の予防などの効果を現します。

海馬を刺激して記憶力をよくするには、散歩やランニングなどの全身性持久性運動が有効です。30分を目安に、速足での散歩や軽いランニング程度の強くない運動が推奨されています[3]。

レジスタンス運動も有効です[4]。レジスタンス運動とは、筋肉に抵抗をかける動作を繰り返して、筋力を向上させる運動です。自重でのスクワット、腕立て伏せ、仰向けで膝を直角に曲げた姿勢から腰を持ち上げる背面筋群のトレーニングが相当します。

わざわざ運動する時間が割けないという超多忙の人には、5〜10分程度で行う高強度インターバルトレーニング（HIIT）をおすすめします。 20秒間ほど全力でバーピージャンプを行い、10秒休憩します。これを1セットとして、5〜8セット繰り返すのです。

脳を活性化して記憶力や考察力を高めるBDNFを増やす効果が大きいので、仕事

バーピージャンプ

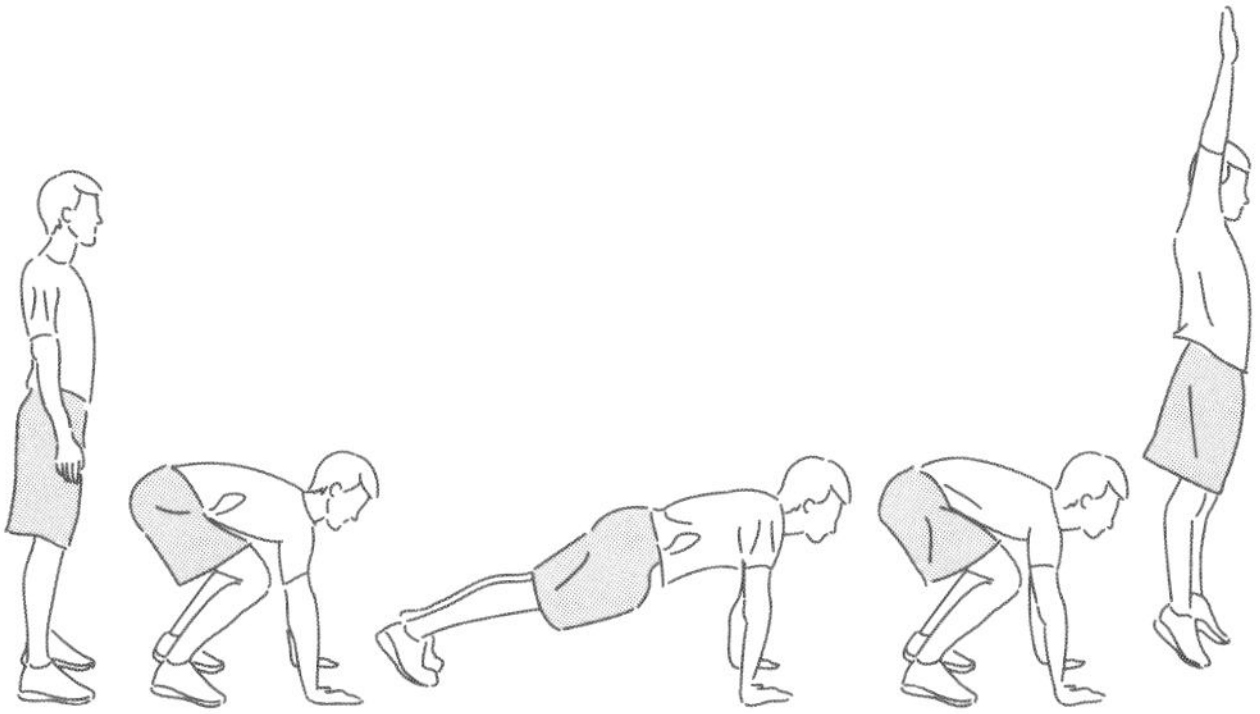

足を肩幅に開き、屈伸をしながら両手をつきます。両脚を後ろに伸ばし、再び脚を戻してジャンプします。20秒に1回をワンセットとして5〜8セット行うと、短い時間で効果が上がるインターバルトレーニングとなります。

の合間に上手にこのトレーニングを取り組むと、仕事の効率が向上すること请け合いです〔5〕。

運動すると脳内の血液循環がよくなって、血液量も増えます。すると脳の神経細胞だけではなく、脳のグリア細胞の働きも強くなって自律神経力が整います。仰向けや横向きの姿勢での運動は効果が高いと言われていますので、いろいろな姿勢でのレジスタンス運動に挑戦してみてください。自律神経が整ってリフレッシュ効果が強く得られると、それだけ運動後の仕事の効率が高くなるはずです〔6〕。

慢性痛に有効なのが朝と夕の軽い運動

全身の筋肉や関節に強い痛みが続く、腰が痛い、あるいは顎関節症など、慢性的に広汎な領域に痛みが現れる病気が慢性痛症です。

その特徴として、1筋、関節など深部組織の痛みである、2全身性、両側性に痛覚過敏を認める、3抗うつ薬や抗痙攣薬が効くことがある、4うつや睡眠障害などを伴うことが多い、5ストレスにより症状が悪化する、などが挙げられます。

痛みの原因については、脳のデフォルト・モード・ネットワークに変化が生じ、脳の働きのバランスが崩れているためと考えられています［1、2］。

日本では、人口の13・4％（服部ほか、ペインクリニック、2009）、すなわち1700万人もの人が何らかの慢性痛を抱えています。年齢別では50歳以上の方、性別では女性に多いということがわかっています。

慢性痛に関係する前帯状回、島皮質、扁桃核、視床下部

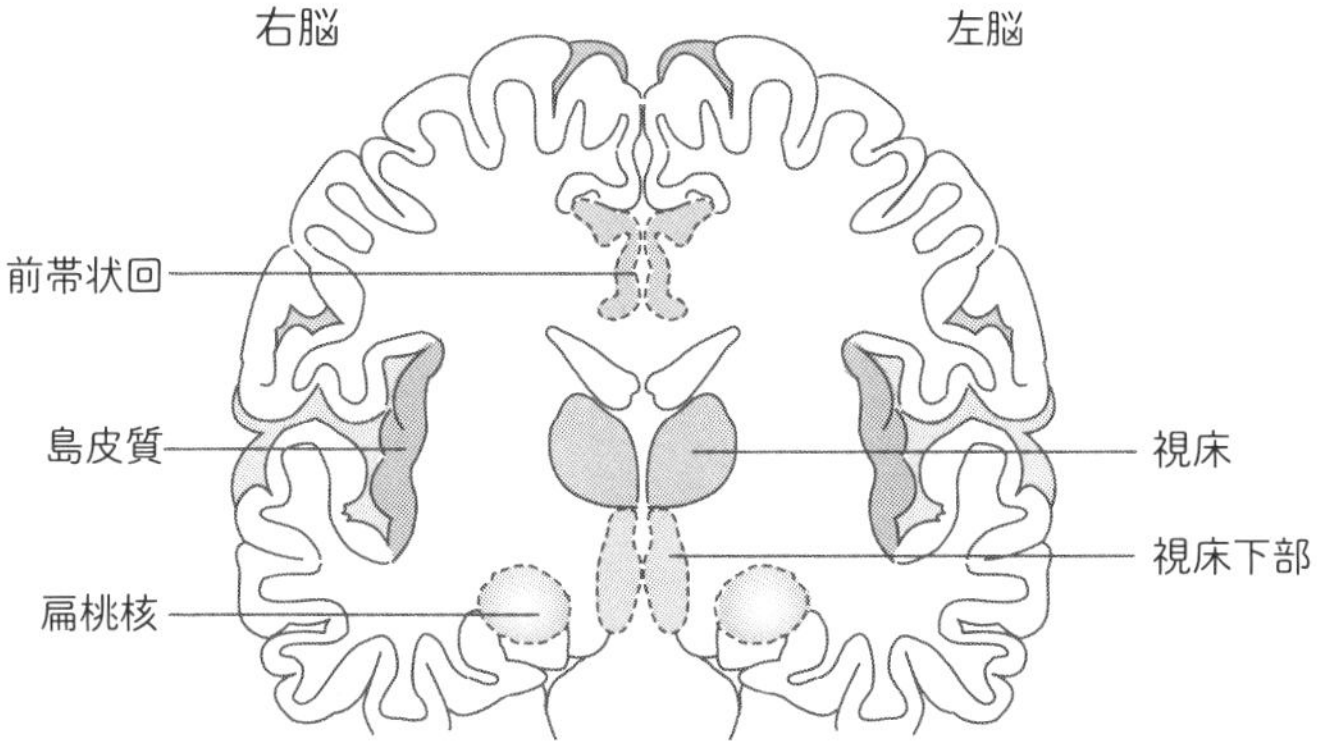

全身の筋肉や関節に慢性的に続く痛みの原因は脳にあります。脳のデフォルト・モード・ネットワークの不調による、前帯状回、島皮質、扁桃核、視床下部のバランスの崩れが原因です。慢性痛解消に最も有効なのが運動です。早歩きや水中歩行など、あまり強くない運動が効果的で、数日の運動で痛みが軽減していきます。

前帯状回と島皮質など、痛みの情動、不快感に関係している脳の領域にも情報が伝わります。そのほか、直接、扁桃核や視床下部に入っていく経路もあります。このように痛みの情報は脳の中を駆け巡っているわけです。

慢性痛のキーワードは、エピジェネティクスです。細胞の核には染色体があって、この中に遺伝子が折りたたまれています。遺伝情報は塩基配列によって書かれますが、その配列の違いでいろいろな病気が起こったり、性格が決まったりします。

一方、塩基配列が変わらないのに、遺伝子発現が変化することがあります。環境や経験によって、遺伝子のスイッチがオンオフになるのです。たとえば、DNAにメチル基という化合物がくっついてメチル化されると、遺伝子発現は抑制されます。

エピジェネティクスとは、遺伝子の塩基配列の変化によらない遺伝子発現の制御を言います。「氏より育ち」という言葉がありますが、「氏」というのは、塩基配列であり、「育ち」というのは、環境です。

痛みはストレスやうつがあると強くなり、一方、癒し、笑い、遊びなどで軽減します。こういったこころのあり方でも、遺伝子発現の仕方が変わるのではないかと考えられています。

慢性痛に最も有効なのが運動療法です。早歩きなどの運動で痛みが軽減します。あまり強くない運動が効果的で、数日の運動で痛みが軽減していきます。

忙しくて毎日定期的に運動することができない人でも、座っている時間を少なくして日常生活での活動量を多くすると、痛みを緩和する脳のネットワークが回復して痛みが抑えられます[3、4]。

動脈硬化を予防し大動脈瘤を治す夕方の運動

腹部のエコー検査で、「大動脈に動脈硬化がありますよ」「少し動脈瘤気味ですね」と言われてぎょっとした人も少なくないと思います。栄養過多になりがちで、運動の時間が取れないのがビジネスマンの常です。高血圧や糖尿病と並んで、腹部の大動脈瘤はよく見られる生活習慣病です。

高血圧や糖尿病などの生活習慣病は、免疫力のバランスを壊します。免疫力の低下は、大動脈の一部に動脈硬化をもたらします。腹部の大動脈にその影響が現れやすく、炎症が起き始めます。すると炎症メディエイターと呼ばれる、いくつもの悪のホルモン群がそこを集中的に攻撃し、傷はどんどん広がっていきます。するとそこに免疫細胞が集ってきて修復を開始しますが、それが仇となって大動脈の壁がますます弱くなります。薄くすりへった動脈が少しずつ広がっていき、動脈瘤になってしまうのです。

この悪の循環を断ち切らなければいけません。**そこで生活治療の出番です。睡眠と**

食事、そして適切な運動という、生活の基本を見直すことが必要となります。

ここで運動治療を考えてみましょう。

これまで多くの運動法が試されてきました。まず、息が切れるほどつらい自転車こぎ運動を40分、週に最低3日間やってもらいました。3カ月後に効果を調べたところ、残念ながら動脈瘤の大きさに変化は見られません。

そこで、この運動に10分間の筋力トレーニングを追加して、12カ月後に再度、検査を行いました。心肺機能は改善しましたが、動脈瘤の大きさに変化は見られませんでした。

動脈瘤を小さくすることができたのは、弱い運動でした。かなり楽と思える歩行運動を50分くらい、週に1〜2回続けていると、2カ月くらいで効果が現れました。そして、運動治療を継続すればするほど動脈瘤は小さくなり、2年後に軽快しました。

かなり楽と思える程度の歩行運動ですから、心肺機能の改善はあまり見られませんでしたが、血管の若返り効果が引き起されていました。

具体的な効果は、以下のとおりです。

・血管内皮細胞から血管を保護するホルモンが分泌され血管を強くした
・全身の免疫力が適度に活性化され、内臓脂肪が減少した
・脂肪細胞の働きが調整されて、抗老化ホルモンの分泌が増えた
・抗老化ホルモンが自律神経の働きを整えて傷ついた大動脈の壁を修復した

やみくもに強い運動をすればいいというものではないのです。また、強制的に義務づけられた運動よりも、自発的に楽しんでやるほうが効果的だと考えられています。

座りすぎをやめる

パフォーマンスを上げるには、健康であることがまず必要です。

最近注目されているのが「座りすぎ」です。

メルボルンのビクトリア大学の研究班の報告で、**テレビの前で1時間座り続けるごとに、1日22分ずつ平均余命が短くなるという結果が報告**され、「座りすぎ」による健康悪化が世界中で話題となっています[1]。座り続ける時間が長い人ほど、糖尿病、

高血圧、心臓病、脳梗塞、がんになるリスクが格段に高くなる、という衝撃的な報告でした。

今、この調査については、米国を含む世界各国で追試されていますが、どうやら間違いはなさそうです。日本でも早稲田大学のスポーツ科学学術院の岡浩一朗教授が、座りすぎについて正しい知識を持つことが大切、と呼びかけています［2］。

研究によると、30分以上連続して座り続けることにリスクがあるそうです。30分〜1時間に一度は、仕事を中断して立ち上がることです。そのために、前もって5分程度でできる用事を準備しておくといいでしょう。テレビを観るときもCMを利用してストレッチ運動などをしてください。

座ったままだと、筋肉の約7割を占める足の筋肉が動かないため、血流が滞り、体中の細胞の代謝が低下するのです。したがって、かかとを上げる、下肢をリズミカルに持ち上げる、というような運動が推奨されます。腕を伸ばすストレッチや、肩の上げ下げ運動などもいいでしょう。

時間医学の視点からは、午前中、月曜日と木曜日、第1週目、夏と冬は、座り続けることのリスクが高くなることがわかっています。

座っているときにパフォーマンスを上げるための運動

座っているときは、腰や肩に負担をかけない工夫をしましょう。椅子の高さは、腰をまっすぐにして座ったときに脚が床と垂直になる高さを選びます。**腰を引いて深く座り、姿勢をよくします。そして20分ごとに軽い運動をしましょう。**

オフィスでもできる、次のような運動がおすすめです。

右手で左の肩を抑えながら、肩をゆっくり3秒くらい上に上げてゆっくり下ろします。これを3回繰り返しましょう。次に、左手で右の肩を抑えながら、同じことを行います。

次に、両腕をゆっくり上に上げて、3秒くらい背中を張るように伸ばしましょう。これを3回繰り返します。次に、両腕を背中の後ろで組んで、3秒くらいゆっくりと胸を張ります。これも3回繰り返します。

そして、前項でも述べましたが、仕事中であっても1時間に1回は立ち上がりましょう。立って歩きながら仕事のことを考えると、腰や肩が軽くなるとともに、きっと新しいアイディアが浮かんでくるに違いありません。

性交渉に最も安全な季節は夏

セックスは夫婦円満の秘訣ですが、心筋梗塞の引き金になることがあります。セックスが原因で発症する心筋梗塞は、冬から春に多く、7～8月に最も少なくなります。夏は血圧上昇がさほど大きくないため、事故が少ないのです。

事故が多いのは50～60歳代の男性ですが、若いカップルでも、婚約してからしばらくは、心筋梗塞のリスクがあります。

セックスのとき、血圧は普段より120mmHGも上昇し、200mmHGを超えるほど高くなります。脈拍も増えて100を超えますので、ほんの数分の血圧上昇であっても、心筋梗塞や脳出血の引き金になってしまうのです。不倫や若い相手とのセックスは、異常なまでに血圧を上げますので注意が必要です。

セックスは血圧を上げる行為ですが、あくまでも一時的なものです。人はオーガズムに達すると、穏やかで満ち足りた気持ちになります。女性も男性も、愛情ホルモンのオキシトシン、幸せ気分のホルモンのセロトニン、そしてプロラクチンというホルモンが分泌されるからです。

なかでもプロラクチンは、セックスの満足感を高める作用が最も強いホルモンです。セックスのときに大幅に増加し、血液中の濃度は少なくとも1時間は持続します。プロラクチンの濃度が高いと、男性はもう1回と思ってもすぐには対応できません。女性の場合は、プロラクチンが急激に増加することで、オーガズムとその後の約1時間、深い性的満足が維持されます。

プロラクチンには心地よい眠りを誘う作用がありますので、セックスのあとは深く眠れます。夜間の血圧を下げる効果も生み出されます。そのほかプロラクチンには、免疫力を高める作用もありますので、セックスは健康的な行為と言えます。

若さを保つ時間美容と時間アロマ

いつまでも若く健やかで、そして美しくありたい。それは女性だけの願いではありません。

私たちのからだには、時を作り出す仕組みがあり、体内時計と呼ばれています。脳の視床下部に親時計があって、からだのほとんどすべての細胞に子時計があります。その時計の中には時計遺伝子という名の遺伝子があって時を刻んでいます。

体内時計には、時を紡ぐとともに、老化を抑えて若さを保つという重要な働きがあります。自律神経やホルモンを調節し、炎症を抑え、免疫系の働きを高めることで、若さを維持しているのです。

時計遺伝子にできた異常がほんの軽いものであっても、**不規則な生活を繰り返していると、体内時計の乱れが大きくなります。その結果、老化現象が早く現れます。**

自律神経の働きが低下し、免疫力が落ち、ホルモンバランスが乱れて、皮膚や骨に老化の兆しが現れます。肌にシミが増え、うるおいが減ってシワが増えます。骨粗鬆症になって骨折を起こし、老化が数倍も早く進んでしまいます。
50歳を超えるころになると、誰でも皮膚の乾燥、シワ、シミなどが目立ってきます。肌の水分保持やコラーゲン合成など、皮膚のリズムが乱れてしまうからです。

最近、体内時計を活用して皮膚を守る時間美容が注目されています。肌（皮膚）の健康にかかわっている時計遺伝子の働きに着目して、皮膚を活性化するのです。傷んだ皮膚を修復し、老化を予防し、健やかで美しい肌を保つ試みです。

皮膚は、からだの外側を覆う薄い膜ですが、バリア機能と保湿機能という大切な役目を担っています。おとなの皮膚は約1・6m^2（畳1枚分）もあり、表皮、真皮、皮脂腺、汗腺、毛、爪などから構成されています。

表皮は、厚さが平均約0・2ミリのとても薄い膜です。皮膚の表面にあり、外部からほこりや菌などが体内に入るのを防ぐとともに、からだの水分が過剰に蒸散しないように保護しています。表皮は、そのほとんどがケラチノサイトという細胞で構成されています。ケラチンというたんぱく質を大量に含み、その保湿機能によって皮膚に潤いをもたらします。

真皮は、表皮の下にあって、皮膚の弾力性を担うコラーゲンを多量に含む厚い組織です。体重の15%近くを占めるため、からだの中で「最も大きな臓器」とも言われます。真皮にある線維芽細胞がコラーゲンを産生します。真皮には、免疫を調節するマクロファージなどの細胞が多数存在します。

表皮にも真皮にも体内時計があって、皮膚のリズムを作っています。バリア機能と保湿機能に関与している皮膚防御遺伝子は、昼に発現量が高まり、外的な因子や乾燥から皮膚を守ります。夜は、昼間の傷んだ肌細胞を修復し、肌のコラーゲンを産生する時間帯です。夜、表皮のケラチノサイトに時計遺伝子が強く発現して、コラーゲンの産生量が増えるのです。

50歳を境に皮膚細胞が老化してくると、時計遺伝子のリズムが乱れてきます。皮膚のリズムが乱れると、肌細胞の傷みが修復できなくなります。肌の働きを改善させるためには、時計遺伝子のリズムを回復させる工夫が大切です。

そのためには、規則正しい睡眠のリズムと、深い眠りが有効です。寝不足の翌日は肌の調子が悪く、よく眠った日の肌は生き生きとします。睡眠のリズムが整うと、時計遺伝子の働きが活発になり、肌機能が若返るのです。

仕事に追われて生活リズムが狂いやすい人も、週に1日は規則正しい日を作りましょう。朝6〜7時に起き、夜22〜23時に眠る。それだけで生体リズムが整ってきます。

香りには、自律神経に働きかけてこころを鎮め、健やかな眠りを導く効果があります。また、あるときは、こころを奮い立たせて仕事の質を高める神秘的な作用も発揮します。

香りは病気の治療に用いられてきた歴史があり、今でもアロマテラピーとして継承されています。

最近、「いつ」香りをかぐかによって効果が異なることがわかってきました。時間アロマと呼ばれています。たとえば、朝にグレープフルーツの香りをかぐと、交感神経が刺激されて気持ちが奮い立ちますが、夜はその効果がありません。

ラベンダー、セージ、セドロールなどの香りには鎮静効果があり、夜にかぐと副交感神経の働きが高まり、よく眠れます。夜用の時間美容のクリームに、ラベンダーの香りを混ぜておくと、健やかな眠りに導かれます。また、紫外線で傷んだ肌を修復する成長ホルモンの分泌が高まり、時間美容の効果が期待できます。

第5章

時間医学が認める高パフォーマンス食事法

サプリは効くは大きな間違い

食事と健康については、いろいろな医学的エビデンスが得られています。ひとつでも多く、できることを実行したいものです。そこに時間医学の智恵を加味すれば、ビジネスパーソンのパフォーマンスは一層高まります。

サプリメントには、医学的ガイドラインはなく、推奨できるデータもほとんどありません。私は医師としておすすめしていません。からだにいいどころか、有害なものが少なくないからです。

たとえば、ドック健診で、どこも悪くないのに腫瘍（がん）マーカーだけが上昇している人がいます。よく尋ねてみると、病気を予防しようとサプリを飲んでいると言うのです。サプリをやめてもらって1～2カ月後に再検査をしてみると、その腫瘍マーカーは正常値に回復していました。このような例は少なからずあります。サプリに発がん性があるのでは、と心配になるくらいです。

このことには、いくつか理由が考えられます。

サプリで腫瘍マーカーが上昇する一番の理由は、キラリティ（鏡像異性）[1、2]の問題です。つまり、分子レベルの左右差です。

私たちのからだにあるアミノ酸分子の3次元構造は左右対称になっています。手袋を考えてみましょう。どんな手袋にも親指と4本の指があって左右対称ですが、左手用と右手用では形が違います。私たちのからだを調節しているタンパクは、アミノ酸を長い鎖につなぎあわせて作ります。手袋と同じように、アミノ酸分子にも左右の違いがあります。左右の手袋をつなぎ合わせるのは容易ではありません。手を握り合わせるようにアミノ酸をつなぐには、手に合ったアミノ酸を組み合わせる必要があるからです。

そこで私たちも、自然界の物質も、利用する型を左手型に絞ることでこの課題を解決しました。**自然界には右手用の手袋は存在しないのです。**

私たちのからだで働いているアミノ酸やタンパクをはじめ、地球上の生物界と自然界は、こぞって左型が優遇されています[3]。

たとえば、ナッツ、ほうれん草、芋、アプリコットなどに多く含まれている天然ビタミンEは左型です。
一方、サプリとしてビタミンEを人工的に合成すると、右型と左型が半々にできあがります。この右型の人工ビタミンEが、天然ビタミンEの作用に悪さをします。そして、この悪者の人工ビタミンEを無毒化する作業に失敗したとき、発がん性などの困った副作用が現れるのです[4]。

サプリに発がん性があるとすれば、人工的化合物の化学構造の「左右差（左型と右型）」が原因と考えられます。

薬も甘かったり苦かったりするように、薬のキラルな分子の違いで、その効果や副作用が大きく異なります。右型には強い副作用が出る可能性があります。薬剤も左型だけに統一しないといけません。そこで1992年に米国食品医薬品局（FDA）は、キラリティによる薬剤について、どのような副作用があるか、その強さはどの程度なのか、などを検証しておかねばならないと定めました。

そのほかにも、食べ物とサプリにはいくつかの違いがあります。
ビタミンCのサプリは一貫した製造プロセスで作られます。しかし、これは食品に含まれるビタミンCとは異なります。サプリのラベルに柑橘類の果実の画像が使われていたとしても、サプリは食品に天然に存在するビタミンC相当の作られた化学物質にすぎません。ですから、昨日のサプリも今日のサプリも全く同じものです。

一方、ミカンやオレンジを食べるとき、私たちはビタミンCだけを取っているわけではありません。繊維、糖分、カルシウム、チアミンなど何千という植物性化学物質を一緒に食べています。**いわば食事のシンフォニーを楽しんでいるのです。**サプリでは、自然な形でビタミンを取るという栄養学的恩恵にあずかれないのです。これが大きな違いです。

もうひとつの理由は、サプリは、医師が処方する薬剤に比べて、副作用の検証が不十分だということです。サプリを固形化しサプリの実体を包み込むために用いる化合物に、副作用の原因があるのかもしれません。通常、サプリには、副作用の検証は義務づけられていないのです。それどころか、どれくらい有効であるのか、その効用性すら十分には検証されていません。この状況も腫瘍マーカーが上昇する理由なのです。

サプリを利用するときは、副作用が出ていないかどうか、3〜6カ月ごとに血液と尿の検査をすることが肝要です。

さて、脱線しますが、このキラリティの性質を利用すれば、隕石が地球外の有機化学反応で合成されたものか、地球上の生物の混入であるかを判別することができます。地球上の生命体のアミノ酸は左手型だけですが、地球外の化学反応では、左右どちらの型のアミノ酸も生成され得るからです。

栄養素として必須微量元素の亜鉛はなぜ必要なのか？

栄養学では必須アミノ酸、必須脂肪酸、必須微量元素という言葉が使われます。「必須」とは、体内では合成できないため、食事により摂取する必要がある栄養素のことです。必須アミノ酸にはトリプトファンやロイシンなどの9種、必須脂肪酸にはオメガ3とオメガ6、必須微量元素には亜鉛やマグネシウムなどの13種のミネラルやビタミンがあります。

必須アミノ酸は通常の食事をしていれば不足することはありませんが、必須脂肪酸と必須微量元素は不足しがちになります。ときには管理栄養士の指導を受けながら、食事に工夫を凝らすことが求められます。

亜鉛は私たちのからだの中に2〜3mgしかない微量元素です。しかし、私たちが健康な毎日を過ごすためには欠かせない元素です［1］。

亜鉛が欠乏するとさまざまな病気が現れます。たとえば、味覚や嗅覚が低下して、毎日が味気なくなり、うつ病になってしまいます。免疫力が低下し、がんや感染症にかかりやすくなります。胃腸の働きが低下し、胃潰瘍や胃がんにかかりやすくなり、糖尿病や腎臓病の原因にもなります。

遺伝子やたんぱく質が効率よく働くには亜鉛の力が必要なのです。遺伝子の約10％、また300種類以上のたんぱく質が、亜鉛の力なしでは十分に力を発揮することができません。

亜鉛は食事で摂取され腸から吸収されて、筋肉や骨・肝臓・皮膚・毛髪に広く分布します。**亜鉛はレバーや牡蠣に多く含まれていて、**成人の場合1日に8〜10mgの摂取が必要とされています。

夜に食べると太る理由

「夜、遅い時間に食べると太る」というのは、ダイエットの常識とされています。同じ内容、同じカロリーの食事を取っても、食べる時間が遅いだけで太ってしまいます。それはなぜでしょうか。

遅い時間に食事すると、その後すぐに寝るため、摂取したカロリーがエネルギーとして消費される機会がない、脂肪として溜め込まれやすい、と言うのがひとつの理由です。

しかし、それだけではありません。ここにも、体内時計の働きが深くかかわっています。

結論を先に言うと、**昼の10時から14時の食事は太りにくく、夜の22時から2時の食事は太りやすくなります**。これは、時計遺伝子が作るタンパク、ビーマルワンが増えるからです。

時計遺伝子はタンパクへの転写を行うことで時を刻んでいます。ほかの時計遺伝子が作るタンパクのほとんどは、昼間の活動期に増え、夜間の休息期に減ります。ところが、ビーマルワンだけはその逆で、活動時に減り、休息時に急増するのです。

ビーマルワンの主な働きは、脂肪を作って溜め込む酵素（化学変化を促進する物質）を増やし、脂肪を分解してエネルギーに変える酵素を減らすことです。そのために、食べたものはほとんど「褐色脂肪」という脂肪細胞に置き換えられて貯蔵されます。すなわち、太りやすくなるわけです。

このように、ビーマルワンは体に脂肪を溜める「司令塔」のような役割を果たしています。しかし、実はそれにも意味があるのです。

現代は「飽食の時代」といわれますが、人類の長い歴史の中で見れば、それはごく短い期間であり、しかも、一部の人間（先進国の人々）だけが経験しているにすぎません。長い間、飢えと戦ってきた人類にとって、夜中、寝ている間に脂肪を積極的に貯蔵し、昼間それをエネルギーに変えて活動する仕組みは、生き延びるために重要かつ合理的だったのです。

ほかにも、夜に食べると太る理由はいくつかあります。

私たちのからだは、20時ごろに胃液の分泌量がピークを迎えます。すなわち、食べたものがすぐ消化され、血液中に入りやすいということです。加えて、夜は副腎皮質ホルモンの分泌が少なくなります。副腎皮質ホルモンは、糖質やたんぱく質、炭水化物をエネルギーとして消費しやすくする働きがあります。この副腎皮質ホルモンが減少するため、夜に取った食事はエネルギーになりにくく、脂肪として蓄積されやすいのです。

以上のような理由から、夜に食事すると太りやすいのです。ただ、逆に言うと、食べ物のない状況ならば、翌日の活動のためのエネルギーを効率よく蓄えられる、ということになります。

一般的には、夜20時以降の食事は控えたほうがいいと言われます。ただ、生活スタイルによっては、20時までに夕食を終えるのが難しいこともあります。その場合、夕食は低カロリー、低脂肪で消化のよいメニューを心がけ、少なくとも寝る3時間前に済ませるのがいいでしょう。

もうひとつ、大事なことがあります。脂肪を蓄積させるビーマルワンは、体内時計の中心的な役割を果たす因子でもあります。生体リズムが守られていれば、朝にはちゃんと減少します。ビーマルワンを減らすには、光がかかわっています。つまり、**朝、**

しっかりと光を浴びて体内時計の時刻合わせをすれば、脂肪を溜め込む働きを抑えられるのです。

早起きして朝日を浴びることが太りにくい体質を作ると考えれば、朝が苦手な人も布団から抜け出せるのではないでしょうか。

腹時計を味方につける

私たちは、特に何もしなくても、時間が経つとおなかがすきます。空腹感を覚えて、「ああ、もうお昼どきか」と気づくこともありますね。

それをわざと「腹時計」などと呼びますが、実は、**ほんとうに食事のリズムを司る体内時計、「腹時計」が存在している**のです。しかも、腹時計は脳にある親時計とは別の仕組みで動いていると考えられています。

「いつ食べるか」というタイミングが体内時計に影響を与えることは、すでにさまざまな研究から確認されています。

早稲田大学の柴田重信教授らは、マウスを使って次のような実験を行いました。人間の食事と同じ「朝・昼・夕」の1日3回、エサを与えるA群と、「朝・夕・夜（深夜）」の時間帯に餌を与えるB群とに分け、生体リズムの変化を調べたのです。その結果、深夜に食べさせたB群は生体リズムが乱れてしまうことがわかりました。

また、食事を与えるタイミングと量をいろいろ変化させたところ、「朝食をしっかり取る」ことが、体内時計の時刻合わせを行い、生体リズムを維持するうえで大きな効果があることが明らかになりました。

人間の場合にも、次のような報告があります。

意識がない患者さんや衰弱した患者さんに栄養を補給するため、鼻などからチューブを通して胃に栄養物を投与する「経管栄養」という方法があります。この際、時間を考慮せずに投与していると、体温などの生体リズムが乱れてしまうのです。1日3食のタイミングに分け、規則正しく栄養を与えると、生体リズムも正常に戻せることが確認されています。

ところが、直接血管に針を刺し、血液の中に栄養物を送り込む「中心静脈栄養」という方法では、規則正しく栄養補給をしても、生体リズムが回復しないのです。このことから、食べ物が胃や腸を通過する刺激が、生体リズム形成に重要であると考えられます。

生体リズムの維持には、三度の食事を規則正しく、決まった時間に取ることが重要です。なかでも朝食の役割は非常に大きいので、絶対に抜いてはいけません。毎日同じくらいの時間に、しっかり取りましょう。

体内時計のズレを直す食べ物とは?

朝食のメニューはどのようなものが効果的か、考えてみましょう。

従来、日中の活動のために、朝食には脳のエネルギー源となる炭水化物（糖質）が重要だと言われてきました。もちろん、これは間違いではありません。

しかし、体内時計の調整という点からは、糖質だけでは不十分です。糖質にも時計合わせの効果がありますが、それと同じくらい有効なのはたんぱく質です。

なぜ、たんぱく質が必要なのでしょう。

朝食で糖質を摂取すると、インスリンが出て体内時計を調節することはわかっていましたが、2018年、柴田教授らはたんぱく質にも体内時計を同調させる仕組みがあることを発見しました。朝食でたんぱく質を摂取すると、インスリン様成長―1因子が出て、それが体内時計の針を調整するというのです。

朝食には糖質が欠かせませんが、あわせてたんぱく質を摂取すると、より効率的に体内時計をメンテナンスできるという発見です。たんぱく質に含まれるシステインというアミノ酸が体内時計を調節していることも突き止めました。

日本人は朝のたんぱく質の摂取が不足しがちです。糖尿病の食事ガイドラインでは、総エネルギーの20%をたんぱく質で取ることが推奨されています。隠れ糖尿病の人に多くみられる血糖値スパイクを防ぐにも、たんぱく質の多い食事がおすすめです。パンやおにぎりなどの炭水化物だけで朝食を済ませている人は、乳製品や卵、豆腐など、手軽に取れるたんぱく質を朝食に加えるといいでしょう。

なお、**同じ炭水化物でも、米や小麦、トウモロコシなどの穀類は時計合わせの効果が高く、芋類は効果がない**ことがわかっています。つまり、ご飯やパン、コーンフレークなどは朝食に適していますが、ジャガイモやサツマイモはふさわしくないということです。

また、ビタミンやミネラルにも時計合わせの効果がありますから、海藻や小魚、あるいは、新鮮な野菜や果物などをメニューに加えるといいでしょう。生の野菜や果物には、食物酵素が豊富に含まれています。食物酵素には、消化や代謝を助ける働きがあり、体内時計合わせにも有効だと私は考えています。

こうしてみると、「ご飯、卵、海苔、魚、大豆製品（豆腐や納豆、味噌汁）、野菜の漬け物」といった**旅館の朝ご飯は、炭水化物、タンパク質、ビタミン、ミネラル、食物酵素と、必要なものをすべて満たした理想的な朝食メニュー**といえます。もちろん、ホテルの洋食バイキングもけっこうです。

パフォーマンスを高めるために最適な、3食の比率は？

1日の食事の総摂取量を「10」としたとき、みなさんは「朝1・昼2・夕7」「朝

2・昼3・夕5」など夕食に偏った食事になっていませんか?

本来は**「朝3・昼3・夕4」くらいの割合にできれば理想的**なのですが、私たちの食生活は、どうしても夕食がメインになりがちです。朝は抜いているとか、トースト1枚で済ませる、という人も多いでしょう。しかし、体内時計を合わせる効果を十分に得るには、ある程度しっかりと朝食を取ることが大事なのです。

摂取量が同じであれば、朝食の比率を多くしたほうが太りにくいことがわかっています。アメリカで行われた研究では「朝食に脂肪が多いものを食べても昼間に脂肪を燃やせるが、夕食に脂肪が多いと燃やし切れずに蓄積される。その結果、肥満や糖尿病が増える」と報告されています。

さらに、**夕食を食べすぎると、時計の針が遅れてしまう**こともわかりました。つまり時差ボケの状態になるわけです。また、夕食を食べすぎて体内時計が後退すると、翌日の朝食によるリセット効果も弱まることが判明しています。

忙しい現代の日本人の生活では、夕食の比重が高くなることは、ある程度しかたありません。そのなかで、できるだけ夕食を軽くし、朝食をしっかり取る努力をすることです。たとえば、夕食のおかずの一品を朝食に回すと、比較的簡単にバランスを変えられます。

代謝を調節するサーチュインと時計機構

エネルギー代謝に関連する遺伝子にも生体リズムが見られます。体内時計は、エネルギーの産生や消費という代謝調節も担っているからです。なかでも、長寿遺伝子として注目されているサーチュインファミリーが注目されています。

長崎大学の中畑泰和博士は、一連の研究から代謝調節と老化制御に関与しているサーチュインと生体時計との関係を明確にしました。規則正しい生活リズムが、サーチュインの活性バランスを正常化し、肥満やメタボリックシンドロームを根本的に治癒できると唱えています。

腸はビジネスパーソンのパフォーマンスを上げるための花畑

腹をこわすと元気が出ません。仕事に集中できず、細かな仕事が手につきません。夜の睡眠の質が際立って悪くなり、朝、疲れが残ってしまいます。食道と胃腸には5000万個の神経細胞で作るネットワークがあって、常に脳と会話しています［1、2］。そのため**腸の健康状態は、脳の働きを映す鏡**とも言われています。

驚いたことに、腸には舌の味覚（甘味、苦味、塩味、酸味、うま味）を感知する感覚装置（医学用語では受容体）が備わっていて、この感覚をもとに脳と会話していま す。**腸と脳の対話には腸内細菌の働きが欠かせません**。

脳と腸の腸内細菌は、自律神経（迷走神経という副交感神経）を介して双方向にコミュニケーションを取っています。そして、両者が一体となって、痛み、抑うつ気分、もの忘れや意思を調整して、心身の健康を維持しているのです。

腸（の腹時計）と脳（の体内時計）の会話

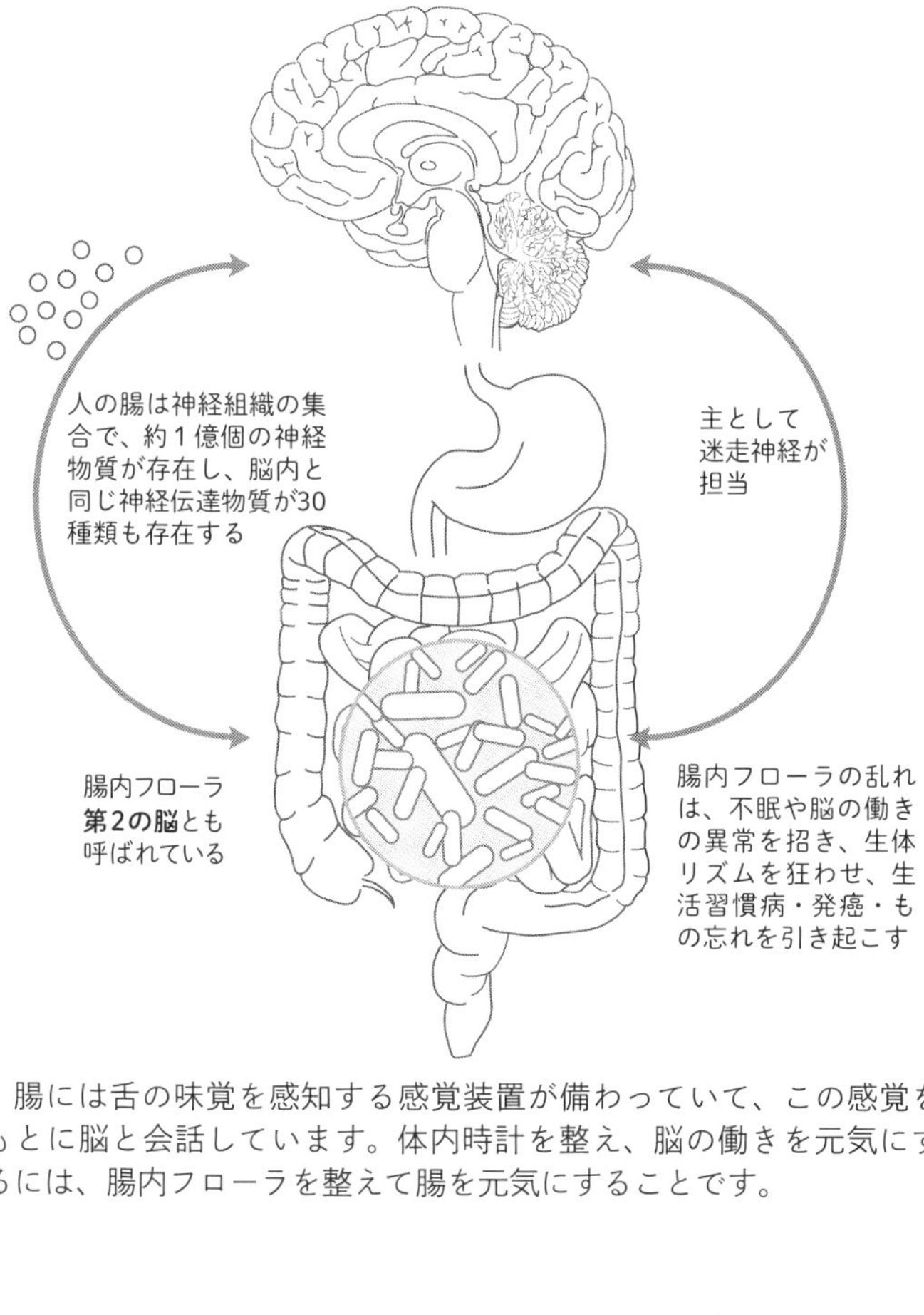
人の腸は神経組織の集合で、約1億個の神経物質が存在し、脳内と同じ神経伝達物質が30種類も存在する
主として迷走神経が担当
腸内フローラ**第2の脳**とも呼ばれている
腸内フローラの乱れは、不眠や脳の働きの異常を招き、生体リズムを狂わせ、生活習慣病・発癌・もの忘れを引き起こす

腸には舌の味覚を感知する感覚装置が備わっていて、この感覚をもとに脳と会話しています。体内時計を整え、脳の働きを元気にするには、腸内フローラを整えて腸を元気にすることです。

腸の中には100兆個もの細菌が棲んでいて、細菌の種類ごとにコロニー（生活圏の広がり）を作って分布しています。その景観が花畑に似ていることから、医学用語では腸内フローラと呼ばれています。

体内時計を整え、脳の働きに活を入れて元気づけるには、腸を元気にすることです。そのための食養生は、プレバイオティクスとプロバイオティクスと呼ばれて注目されています。

プレバイオティクスとは、食物繊維やオリゴ糖を摂取することで腸を元気にする食事法です。食物繊維を含む食品として、玄米、海藻類、ジャガイモやニンジンなどの根菜、ペクチンを含むリンゴや梨、イヌリンを含むタマネギやニンニクなどがあります。

プロバイオティクスとは、ヨーグルトや味噌、乳酸菌製剤など、乳酸菌やビフィズス菌が含まれている食品の摂取を心がける食事法です。少量でも大丈夫です。できるだけ毎日摂取することが大切です。

大腸の細菌が、脳の体内時計と絶えず対話しながら、幸福感を醸し出す神経伝達物質のセロトニンを作っています。腸内フローラでは、眠りを誘うメラトニンが栽培さ

—表 3—

腸内フローラの庭を
100万本の花で埋めつくすための12の指針

1. 有機栽培で育てられた野菜を取りましょう。
2. 植物性の食物を主体に多様性に富む食を心がけましょう。
3. 動物性脂肪の大量摂取は控えましょう。体内時計が乱れて代謝の生体リズムが狂います。脂肪分の多い加工肉は、腸の免疫量を低下させ、発がんのリスクを高めます。
4. できるだけ加工食品は避けましょう。人口甘味料などの食品添加物は脳の健康を阻害します。
5. 生きた微生物を含む、発酵食品などのプロバイオティクスを活用しましょう。
6. 食べ過ぎないように注意しましょう。早食いも腸内フローラに悪影響を及ぼします。
7. 朝食は欠食せずきちんと取りましょう。夜食はできるだけ控えましょう。生体リズムが狂って、花畑が荒らされます。
8. 朝食の時刻が遅くならないように気をつけましょう。花畑が乱れます。
9. 悲しいとき、落ち込んでいるとき、怒っているときは食べるのを控えましょう。腸内フローラの花を枯らしてしまいます。
10. 家族や友人と一緒に楽しく食事を取りましょう。腸内フローラの花畑が華やかになり、脳とこころが健康になります。
11. あなたに内臓の声が聞こえますか。女性の脳は、腹痛のような内臓からの声を聞く力が、男性よりも優れています。生理や妊娠・出産を経験することで不快感や痛みの情報を保管しておくライブラリーのような空間を脳の中に持っているからです。もし内臓からの声がネガティブな内容であれば、朝食と夕食前のマインドフルネスが有効です。
12. 朝食前の軽い散歩で脳を活性化し、腸内フローラを整えましょう。規則正しい運動はフローラの花畑にたっぷりと水を注ぐようなものです。30分から1時間くらいの朝食後の運動も効果的です。

れていて、脳の松果体の400倍以上も多いメラトニンが作られています。

そのガーデニングのための食生活を表にまとめました。参考にしてください。

オメガ3とオメガ6脂肪酸とは

脂肪が多い食品に含まれている脂肪酸には、飽和脂肪酸と不飽和脂肪酸があります。不飽和脂肪酸にはオメガ3とオメガ6の2つの脂肪酸があって、からだへの働きかけに違いがあります。オメガ3とオメガ6はいずれもからだの中では合成できない脂肪酸で、食事として摂取することが必要です。そのため、必須脂肪酸と呼ばれています。

オメガ3を多く含む食品は、マグロの脂（大トロ、中トロなど）、ブリ、サバ、イワシ、サンマ、アジなど青魚の脂、クルミなどのナッツ類、エゴマ油や亜麻仁油、しそ油などです。一方、オメガ6を多く含んでいる食品は、サラダ油、鶏肉・豚肉・牛肉の脂で、私たちが日ごろ口にする油脂のほとんどにオメガ6脂肪酸が含まれています。

福岡県久山町での大規模コホート研究で、40歳以上の町民を対象に、血液中のオメガ3とオメガ6の割合と心臓病などによる死亡率との関係が調査されました。その結果、**オメガ3とオメガ6の割合が1：2を超えてオメガ6が多くなると、死亡率が急に高くなることが分かりました**。

オメガ3を摂取すると、体内に吸収された後、αリノレン酸からエイコサペンタエン酸（EPA）とドコサヘキサエン酸（DHA）が作られます。EPAとDHAは血管を守り、心臓や脳を保護する効果が強いため、オメガ3は善玉の必須脂肪酸と呼ばれます。

一方、オメガ6を摂取すると、リノール酸からアラキドン酸（AA）が作られます。アラキドン酸は血管を傷める負の作用があるため、EPA／AA比0・60以上が良好とされています［1、2］。

また、**DHAには脳機能保護、脳血管保護作用があります**。脳の働きを高めて仕事の効率を上げるためにもオメガ3は重要です。

最近の健康医学の進歩で、オメガ3にはレゾルビン、プロテクチン、マレシンなど、EPAとDHA以外の新しい物質が作られることがわかり、強力な炎症を抑えることが注目されています。皮膚がん、大腸がん、膵臓がんを予防するための免疫力アップの効果があるようです。

朝食でオメガ3脂肪酸を多めに取ると、肥満予防の効果が高まり、免疫力アップが期待できます。

食物アレルギーを予防する亜麻仁油

亜麻仁油やエゴマ油にはリノレン酸が約60%も含まれています。これは大豆油の10倍以上の量です。リノレン酸は、からだの中でEPAとDHAに変わって、血管や心臓、脳を守ります。それが、亜麻仁油が栄養学的に注目される理由です。

一方、大豆油にはオメガ6脂肪酸のリノール酸が約50%で、オメガ3脂肪酸のリノレン酸は5%しか含まれていません。オメガ6脂肪酸にも免疫力を高める効果がありますが、取り過ぎに注意しましょう。

最近、亜麻仁油に食物アレルギーを予防する効果があることが注目されています。おいしい料理には隠し味としていろいろな食材が加えられています。食物アレルギーを持っている人は、うっかり食べてしまった、というわけにはいきません。

亜麻仁油に豊富に含まれるリノレン酸から作られたEPAやDHAに食物アレルギーを抑える効果があります[1、2]。亜麻仁油には大腸がんや膵臓がんを予防する働きもあります。大腸や膵臓の細胞に起こりやすい慢性的な炎症を抑えて、がんを防ぐようです[3、4]。

体内時計の乱れが内臓脂肪を増やす

睡眠、食事、運動などの生活リズムが不規則な人は、体内時計が乱れ、内臓脂肪が増えてしまいます。そして、増えた内臓脂肪が体内時計の働きを弱くするという、悪循環に陥ってしまうのです。その結果、いろいろな病気が起こりやすくなり、大腸がんや肝臓がんなどのリスクも高くなります。

そのほかにも、内臓脂肪はいろいろな悪さをします。**内臓脂肪が腸のすきまを埋めると腸の動きが悪くなって便秘の原因となります**。脂肪で胃が圧迫されると、胃酸が食道に逆戻りする逆流性食道炎を起こします。脂肪が膀胱を圧迫すると、頻尿になります。

内臓脂肪を減らすための基本は食事と運動です。

まずは、飽和脂肪酸が多い食品を避け、不飽和脂肪酸（オメガ3など）が多く含まれている食品を取ることです。飽和脂肪酸が多い食品は、牛肉や豚肉の脂、牛乳や乳製品、パンやインスタント麺、チョコレートやスナック菓子などが挙げられます。

さて、「コレステロールと健康」の話をしておきましょう。

からだの細胞は約40兆個もあり、そのすべての膜はコレステロールで作られています。また、コレステロールはホルモンを作る材料でもあります。

私たちは、コレステロールの70%を自分のからだで作っています。意外かも知れませんが、**脂肪の多い食品を多く食べるほど、体内でのコレステロールの合成は抑えられて、コレステロールの数値はむしろ下がります**。テレビや新聞のコマーシャルとは逆の内容ですね。

卵や肉などをたくさん食べても、コレステロール値は自然に下がる。そんな仕組みが整っているのです。食事は何でもバランスよく取るのがベストです。卵や肉を無理に敬遠する必要はありません。

たんぱく質を十分に取らないと脂肪肝になる

たんぱく質栄養の状態が悪化すると、健康を守っているアミノ酸が不足します。肝臓の細胞はアミノ酸の不足を感知し、脂肪の分解や合成の回転に異常が現れます。そして、ついには脂肪肝になってしまうのです［1］。

肉類を控えて脂肪摂取を制限してきたのに!! 大好きな甘味も控えているのに!! どうして脂肪肝になるの？ と思う人も少なくないでしょう。それは肉や魚やチーズや卵など、コレステロールを減らす努力が仇となり、**脂肪だけではなく肝心のたんぱく質が減ってアミノ酸不足となって、脂肪肝を招いたのです。**

どのアミノ酸不足が脂肪肝の原因かを調べてみると、アルギニンとスレオニンというアミノ酸の不足であることがわかりました。一方で、ほとんどすべてのアミノ酸が不足している人に、アルギニンとスレオニンだけを十分添加した食事を与えても、脂肪肝は改善されませんでした。アミノ酸が多様に含まれた食事を取ってこそ、はじめて脂肪肝は治るのです。

なお、脂肪肝治療にはアミノ酸以外の栄養素も必要です。**多様性に富んだ食事が脂肪肝治療の基本となります**。

実際、偏った食生活を送っている人の栄養状態の異常はさまざまです。その状態によって補うべき栄養素は異なります。アミノ酸の多様性にとどまらず、五大栄養素を考えたバランスのいい食事を摂取することが必要です。

リアル・ワールド（第6章参照）では、忙しく不規則な時間に食事を取らざるを得ないのが現状でしょう。「リアル」の課題を克服し、自分に必要なアミノ酸プロファイルを決定するオーダーメイドの栄養学が、今、求められています。血液中のアミノ酸プロファイルを決定し、ＡＩ解析で自分に合った栄養素を検索するのです。次世代ＡＩ栄養学と呼ばれる考え方が、現在、進行中です。

食物繊維は体内時計を整え、こころを癒すための食の基本

18世紀のフランスの知者、ブリア＝サヴァラン（1755－1826）は、"Tell me what you eat, and I will tell you what you are."（からだとこころの健康状態は、あなたが今、食べているもので決まる）と述べています。

食べ物は、一日の行動が刻まれる情報源です。**腸は、あなたが今日、何を食べ、どんな栄養素を取り入れたかを、毎夜、脳に報告し、脳と会話しながら「からだ」と「こころ」の健康状態をチェックしているのです。**

人の腸は神経組織の塊で、脳と同じ神経伝達物質が30種類以上（総計で約1億個の神経物質）も存在します。それゆえ腸は「第2の脳」とも呼ばれます。どんなに難解な数学の問題でも簡単に解く知能を持っていますが、それを数学の計算には使わず、眠りや休息の質を上げる工夫や、免疫力を高めることに専念しているのです。

ですから、健康を維持していくには、食べ物から栄養を取って腸を活用するのが一

番なのです。サプリでは駄目です。なかでもダイエット食品やカロリーオフ食品は、腸内フローラを踏み荒らす悪玉です。食べ物を代謝する働きを壊してしまう負の力があるのです。

第2の脳とも呼ばれる腸の働きをとりまとめているのが迷走神経（副交感神経）です。迷走神経は、食物繊維の情報をとりまとめて、それを腸から脳へ送ります。腸の中に何兆億個と存在する腸内細菌が、迷走神経と絶えず情報のやりとりをしています。腸内細菌と脳との情報交換は、体内時計の指令のもと、主として夜に行われます。

たとえば、海外旅行で生活リズムが不規則になると、脳の体内時計はその影響を受けて乱れ、その結果、腸内細菌のバランスが崩れて腸内毒素が増えます。**10日間の海外旅行で時差ボケになった人の便には、糖尿病の人にみられる種類の細菌が増加していましたが**、体内時計の働きが正常に回復した後の便には、その細菌は正常の数まで下がっていました［1］。

食物繊維とは植物性食品（果物、野菜、豆など）のうち、人が消化できない成分の総称です。食物繊維は複合糖質からできていますが、炭水化物以外の成分は消化されずに大腸内を通過していきます。植物性食品を取ると、数日のうちに糖質を発酵させる善玉菌が増え、単鎖脂肪酸が増えることから、栄養学者は植物性食品を取ることをプレバイオティクスと称して推奨しています。1日男性で38g、女性で25gの食物繊維を取るのがベストです。

腸内フローラにも生体リズムがあります。食物繊維の摂取（すなわち、プレバイオティクス）は腸内フローラの生体リズムの乱れを整え、腸や肝臓の子時計だけではなく脳の体内時計の針を調整する働きがあります。海外旅行でのジェットラグの予防と治療には、十分量の植物性食品の摂取が有効です[2]。

緑茶でがんを予防する

緑茶の主成分である緑茶カテキンは、優良なポリフェノールです。ポリフェノールには体内時計に活力を与えて生体リズムのメリハリを高める働きがあります。そのため**朝に緑茶を飲むと、乱れた体内時計が修復され生体リズムが回復します**。病気の予防だけではなく、生活習慣病の生活治療としても有効です。

それに加えて緑茶カテキンには、血圧を下げる作用、コレステロール低下作用、内臓肥満の改善効果などがあります。

緑茶と一緒にミカンを食べると、ミカンに含まれるポリフェノールの働きが加味され、抗がん作用が現れてきます［1、2］。

前立腺がん、多発性骨髄腫、慢性リンパ性白血病、黒色腫などのがん細胞の増殖が抑えられます。緑茶カテキンの抗がん作用は、ミカン以外でも、ビタミンA（抹茶、海苔、シソ、モロヘイヤ、ニンジン、パセリ、バジル、シュンギク、ヨモギ、卵黄等）、飽和脂肪酸（チーズ、ミルク、卵黄、ココナッツ等）、含硫化合物（ガーリック、タマネギ、ニラ、ブロッコリー、カリフラワー、ケール、キャベツ、大根、わさび等）などとの併用でも現れます。

お茶のつまみに、このような成分が含まれている菓子などを取ることをおすすめします。

血圧と同じように血糖値も刻々と変動している

健康志向が高まり、食事や運動を意識する人が増えているにもかかわらず、減らないのが糖尿病です。糖尿病は60歳を超えると、男性では3人に1人、女性では4人に1人が発症します。

理由として考えられるのは、隠れ糖尿病患者の存在です。

最近、連続血糖測定装置が開発され血糖の変動がよくわかるようになりました。

食事によってどれくらい血糖が上がるのか、低血糖は起きていないか、眠っているときにどれくらい低くなったか、などが把握でき、血糖の異常が詳しくわかるようになりました。

その結果、**健康診断で問題なしと言われていた人が、実は糖尿病だったというケースが出てくるようになった**のです。

空腹時の血糖値が70〜100mg/dlであれば正常血糖、70mg/dl未満の場合は低血糖、110までは正常高値、110mg／dlを超えると高血糖と判定されます。食後は、140mg／dl未満であれば正常血糖、140mg／dlを超えると高血糖。200mg／dl以上の場合は糖尿病と診断されます。

近年、血糖値スパイクという言葉がよく取り上げられます。

食後の短時間だけ血糖値が急上昇して、再び正常値に戻る現象を指します。健康診断で空腹時血糖が正常値だとしても、油断は大敵です。血糖値スパイクを知らなかったり、甘く見たりすると、思わぬ不調につながります。

血糖値スパイクは、食事のスピードが速い人に多くみられます。忙しいと、ついついラーメンやチャーハンなど炭水化物の多い食事を早食いしてしまいます。すると瞬間的に血糖が上がり、動悸、冷や汗、めまい、脱力感、眠気、頭痛、集中力の低下など、いろいろな症状を引き起こしてしまうのです。

時間を味方につけて糖尿病の食事療法を

糖尿病の基準値

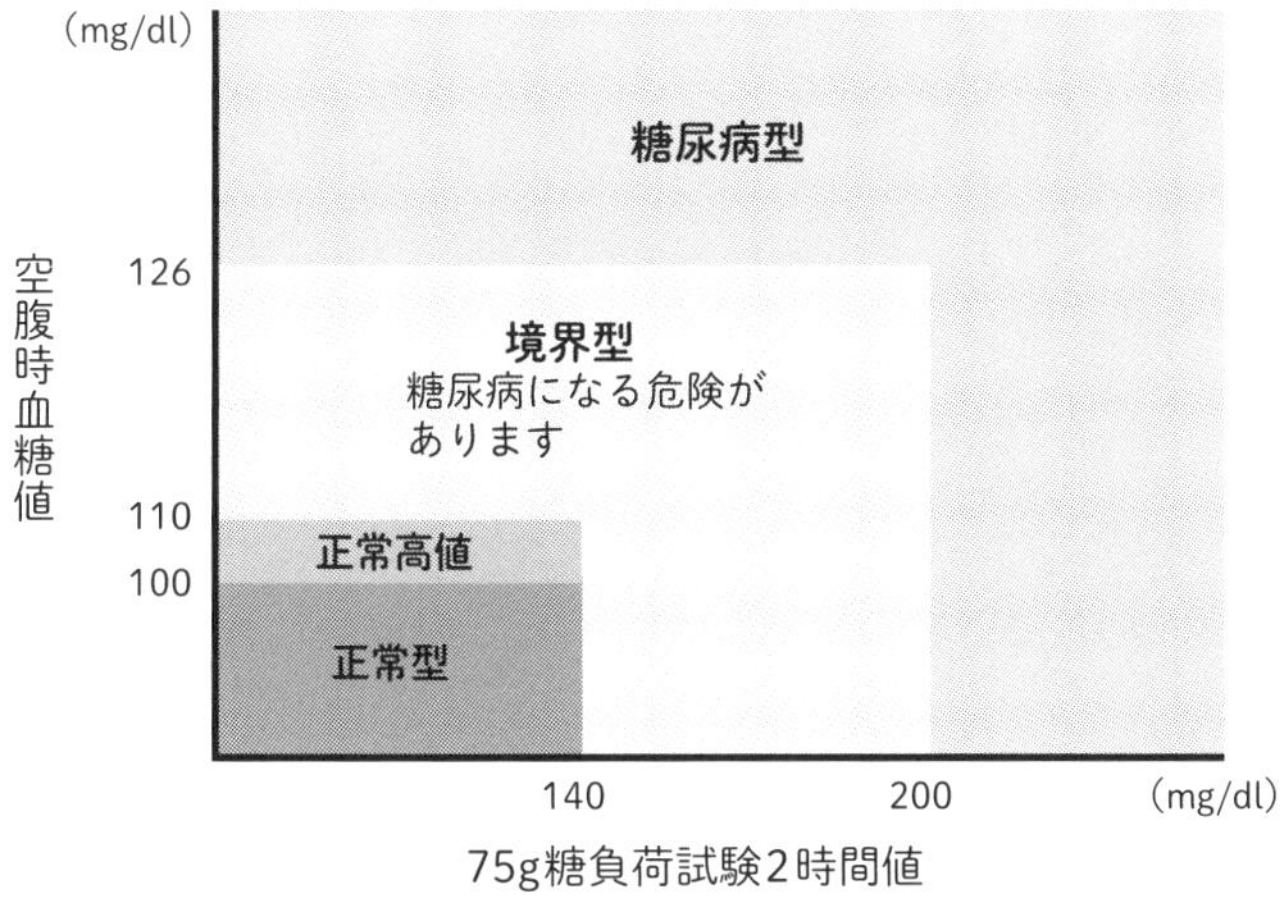

不規則な生活で食事のリズムが乱れている人は、血糖のリズムにも乱れが生じます。それが糖尿病の原因になっている可能性があります。

糖尿病患者さんのための食と運動の理想的な1日を紹介しましょう。

朝は、午前6〜7時に起床するのが最適です。

そして、起きてから1時間以内に朝食を取りましょう。体内時計が活性化されて、インスリンが血糖を下げる作用が強くなります。1日の総摂取カロリーは同じでも、朝食のカロリーを多めにしたほうが糖尿病の治療効果が上がり、体重も減りやすいことがわかっています。朝は食べ物を消化するときの代謝量が夕食の約2倍も大きいからです。

ちなみに、朝食での糖質制限は厳禁です。糖質を取ると血中にインスリンが増え、時計遺伝子に作用して体内時計の狂いを直します。この効果は朝食時にしか見られませんので、朝食に糖質は必要なのです。

ほかにも、糖質をおぎなう理由があります。私たちは1日のうちの3分の1を眠りに費やします。寝ている間にからだは大仕事をしています。身体を休めて疲れを取り、翌日、十分な精神的・身体的活動ができるようにエネルギーを蓄えているのです。

当然、そのためには大量のエネルギーが必要です。そして、そのエネルギー源の99・9％は糖質です。**朝、目覚めると、少なくとも朝食で糖質を制限してはいけません。昨今、糖質ダイエットがもてはやされていますが、糖質はほとんど空っぽです。**

次に、朝食後に45分間程度の軽い運動がおすすめです。昼食、夕食後に運動するよりも、血糖値を下げる効果が大きいことがわかっています。

昼食は、12時前後が最適です。このころが一番太りにくいからです。ビーマルワンという食べ物を脂肪に置き換える時計遺伝子の働きが、最も鈍くなるからです。

夕食に最適な時間は19時ころです。このころは、唾液、膵液の分泌が1日の中で最も多く、消化が良くなるタイミングなのです。味覚が最も敏感になるのは18～19時の時間帯ですので、その意味でも理にかなっています。夜は食物繊維の多い緑黄色野菜や根菜などを取ると、内臓肥満が改善されます。

一方、ビーマルワンは深夜に増えるので、就寝前3時間以内の夕食、夜食を控えるのがよいでしょう。夜食や間食の頻度が高い人ほど、2型糖尿病（インスリンの働きが低下して血糖が高くなる病気。インスリンの分泌がないタイプは1型糖尿病と呼ばれる）のリスクが上昇します。空腹で寝られない場合は、温かいスープなどでしのぎましょう。

お酒はなるべく控えたほうがいいのですが、少量を楽しみたいなら、**アルコール分に対する抵抗力が最も高くなる20～21時ころにしましょう**。

朝や昼の飲酒は、たとえワインのようにアルコール度が低いお酒であっても酔いが早く回るため、注意が必要です。アルコール分の代謝と排泄にも2倍の時間が必要となり、悪酔いをしやすいことがわかっています。体内時計がアルコールへの感受性を調節しているからです。

アルコールは中性脂肪を増やし、内臓脂肪を作ります。お酒の種類は関係なく、基本的にはすべて内臓脂肪になると思ってください。

美容によいからと赤ワインを晩酌している人がいます。確かに赤ワインのポリフェノールは、活性酸素の働きを抑えます。しかし、**残念ながら、赤ワインにアンチエイジング効果を期待するならボトル3本は飲まなくてはいけない計算**になります。それだけ飲んでいたら、肝臓に不具合が生じかねず、本末転倒と言わざるを得ません。ポリフェノールはワインではなく、野菜・果物・魚で摂取するのが妥当です。

内臓肥満を改善し
糖尿病を予防するコーヒー

普通のコーヒーも、カフェインレスコーヒーも、未焙煎（ライトロースト）コーヒーも、内臓脂肪を減らし、脂肪肝を改善します〔1〕。コーヒーは、遺伝子の働きを変えるエピジェネティクスの代表です〔2〕。時計遺伝子の仲間のPPERγに働きかけて、脂肪の蓄積に関連する遺伝子を増やし、内臓脂肪を減らします。内臓脂肪の細胞や、肝臓の脂肪細胞の肥大化を抑える遺伝子にも働きかけて、脂肪肝を改善します。

なかでも**焙煎の浅いライトローストコーヒーの効果が顕著**です。

遺伝子の働きを変えるわけですから、個人差があります。年齢、生活習慣（運動、睡眠、食の嗜好）、毎日の疲労度、患っている病気などによって、コーヒーの影響に個人差が見られます[3]。したがって、コーヒーの効果が弱い場合には、生活習慣を変えてみるのも一案です。運動習慣や眠りのリズム、飲料や食品の味の嗜好性を変えれば、内臓肥満が少しでも効率よく改善するようになるに違いありません。

妊娠時の食生活の乱れが招く、子々孫々までの弊害

womb to tombという言葉があります。妊娠時の食生活の乱れは、子から孫までいつまでも続く、という意味です。

妊娠中に高脂肪食を取った母親の子どもは、成長するとともに肥満になり、隠れ糖尿病（医学用語では、耐糖能異常やインスリン抵抗性）になりやすいことがわかっています。それは成人しても治らず、老年になってもそのままと言うから驚きです。

妊娠時の高脂肪食の影響で腸内フローラの花畑が乱れ、その結果、腹時計が乱れることが原因のようです。乱れた腹時計は脳の体内時計まで狂わせ、肥満や糖尿病を引き起こしてしまうのです。

小児、成人、老人とその影響が継続するのは、妊娠時の高脂肪食が体内時計の時計遺伝子を不都合な方向に変えてしまうためです。

第6章

リアル・ワールドと向き合い遺伝子を変える

リアル・ワールドに応答する多様な体内時計とジャンクDNA

前章まで、体内時計を活用すればパフォーマンスを最大限に上げられることを紹介してきました。一方、リアル・ワールドに目を向けると、仕事環境は24時間体制となり、スマートフォンなどの普及によるIoT化も広がっています。

私たちは、今、地球の自転周期にともなう自然のサイクルから逸脱した、24時間社会で生活することを余儀なくされています。

生活時間と体内時計のズレは、常に身近に起っていて、その状況の中でビジネスパーソンは仕事の成果を上げることを求められています。

世界中で実施されている疫学調査では、このようなライフスタイルの弊害が次々に報告されています。不眠や過眠、便秘や下痢を繰り返す胃腸障害、肥満や糖尿病、コレステロールの異常や心筋梗塞、高血圧や脳梗塞、うつ病やがん。**いろいろな生活習慣病が、半世紀前と比べると2〜3倍も増えているのです。**

しかし、コンビニに代表される商業施設、病院、警察などの生活ラインは、地域の安全と福祉の拠点です。今のリアル・ワールドを社会からなくすことはできません。

この章では、リアル・ワールド（現実）を見つめ、そのうえでどのように健康を維持し、仕事の効率を上げるかという大きな課題について、解決策を模索していきます。

リアル・ワールドを見つめる

生活時間と体内時計のズレが高頻度に起きる社会的環境には、「社会的ジェットラグ」「交替制勤務（シフトワーク）」、そして「海外旅行」の3つがあります。

リアル・ワールドに溢れる社会的ジェットラグ

外部環境とのかかわり合いを予知して体調を整える。生活のパフォーマンスを最大レベルに上げるべく準備を整える。それが、体内時計の役割です。

なかでも、**リアル・ワールドに溢れる無秩序な光の影響は、体内時計の働きを阻害します**。夜間の光環境は体内時計を狂わせて生体リズムを乱す元凶です。近年、「社会的ジェットラグ」という言葉が生まれ、注目されています。

一般の市民は、出勤や登校、家事などの社会時刻に合わせて起床しています。そのため平日には睡眠時間が短くなりがちです。平日の睡眠時間の不足を解消しようと、週末に朝寝坊をして帳尻を合わせます。それでも、自分は比較的規則正しい生活を送っている、と思っている人が多いのです。

平日は0時に入眠し6時に起床、休日は2時に入眠し10時に起床といった、平日と休日で睡眠のタイミングが異なる状況も、当たり前になってしまいました。

週末の夜に時差がある地域に西向き飛行をして、月曜日の朝に帰って時差障害（ジェットラグ）を感じる。これと同じことが毎週、起こっているのです。これを「社会的ジェットラグ」と呼びます［1、2、3］。

社会的ジェットラグが健康に大きな害をもたらすことがわかってきました。年齢が若いほど社会的ジェットラグは大きく、20代では61％、30代では53％の人に1時間以上の社会的ジェットラグがあると報告されています。

社会的ジェットラグは1時間程度の時差ボケですが、思いがけないほどの悪影響をもたらしています。うつ病、不整脈、心筋梗塞、脳梗塞や脳出血、前立腺がんや乳がん、大腸がんなどのリスクを数倍にも上昇させているのです。

２０１７年に体内時計研究がノーベル賞を受賞したとき、ノーベル委員会のクリスター・ホッグ委員が次のようなコメントを出しました。「体内時計に従わない生活を続けていると私たちはどうなるのか？　どれくらい重い病いにかかるのか？　これから、健康のために何をしなければいけないか、教えてほしい」［4、5］

次項で、その問いに答えていきたいと思います。

人工照明で夜が消えた環境が体内時計の不調をもたらす

1879年にエジソンが白熱電球を発明したことをきっかけに、世界から夜が消えました。

電気を利用した高エネルギー消費社会が誕生し、ライフスタイルは大きく変わってきました。夕方から夜のまとまった時間を仕事に利用するようになり、パソコンなどのITを利用する事務職、技術職、管理職は10時間を超えて働くことも稀ではなくなっています。

社会の24時間化が進み、テレビは休みなく放映されています。夜中でも街は明るく、24時間営業のコンビニエンスストアやレストランが増え、自由に行動できます。

一見、便利なようですが、**「眠らない社会」は、本来の人間のリズムとは大きくかけ離れた生活スタイルを強要し、体内時計に悪影響を与えます**。なかでも長時間のパソコン操作や電気照明の下での長時間労働は、生体リズムに不調をもたらします。

週に一度だけ夜勤のある看護師に活動量モニター計を身につけてもらい、1週間の生活リズムを調べてみました。その結果、**サーカディアンリズムが24時間からかなりずれ、27・3時間と長くなっていました。**日勤と夜勤を繰り返す不規則な生活リズムのせいで、1日が27・3時間という異常な生活を毎日、過ごしていたのです。

この看護師の生活リズムには、もうひとつ際立った特徴が見られました。

健康な生活を送る人には決して見られない、3・5日という1週間の半分のリズムが現れていたのです。

サーカディアンリズムが狂ってくると、代わりに三日坊主のリズムが現れ、弱体化してきた体内時計を補おうとするのです。

さらに、血圧が159／93mmHG、LDLコレステロールが183mg／dlと、高血圧かつ脂質異常症となっていました。そして、空腹時血糖212mg／dl、ヘモグロビンA1cが7・6と中等症の糖尿病も発症していました。**この人には投薬よりも、まず生活スタイルを改善して、異常な生体リズムを正すことが最良の治療法です。**

ジェットラグ症候群
ドジャースがヤンキースに分が悪いわけ

生体リズムと生活時間のズレの典型が、ジェット機で高速移動したときのジェットラグ症候群です。夜間に眠れなくなることと昼間の強い眠気は必発の症状で、次いで仕事効率の低下が高頻度（5人に1人くらい）で現れます。

そのほか、疲労感、食欲低下、ぼんやりする、頭が重い、目が疲れるなどの症状も現れてきます。世界を又にかけるビジネスパーソンにとって、やっかいな社会的課題です。

ジェットラグ症候群は、時差により体内時計が乱れることと、夜間の睡眠の質が低下することが2大原因です。生体リズムの乱れや睡眠障害が現れるのは、東行き飛行（日本→ロサンゼルス）のほうが、西行き飛行（日本→ロンドン）に比較して顕著です［1］。

その理由は東行き飛行では1日の長さが短くなってしまうため、現地で体内時計の針を前進させなければならないからです。私たちの**体内時計は本来約25時間で24時間よりも長めですので、体内時計の針を前進させることは苦手**なのです。

東行き飛行は睡眠のリズムにとっても不利です。

私たちの眠りは起床してから約12時間後の時間帯（たとえば6時起床なら夕刻の6時）は、1日のうちで一番眠れない時間帯（フォービッドン・ゾーン）で、起床から約15時間経ってはじめて眠くなるように仕組まれています。

東行き飛行でロスアンジェルスに行った場合、日本の夕刻近くにベッドに入る時間を迎えます。この時間帯はちょうどフォービッドン・ゾーンに当たるため、日本での生体リズムを持ち越しているからだは、眠れないし、たびたび目が覚めてしまうのです。

一方、西行き飛行でロンドンに行くと、日本時間の早朝から午前中にかけて眠りにつくことになります。日本で夜更かしした状況と同じです。遅寝遅起きは、本来、人の体内時計が得意とするところですから、時差に適応しやすく、仕事効率の低下も出にくいのです。

ちなみに、メジャーリーグのワールドシリーズで、ニューヨーク・ヤンキースがロサンゼルス・ドジャースに勝ったことの理由に、「ヤンキースは西行き飛行、ドジャースが東行き飛行で移動する」という利があったと言われています。

体内時計がパフォーマンスを上げることを物語るエピソードでしょう。

東行き飛行が決まったら、1週間前から体内時計の針を進める訓練をしておくといいでしょう。眠くてもちゃんと早起きして、朝一番に日差しを15分以上浴びるようにしましょう。夜は光に当たることは避け、少し早めに眠りましょう。このときはあまり眠くないはずですから、漢方薬の抑肝散などの軽い睡眠薬を飲むのもおすすめです（第3章参照）。

乱れた体内時計を修復する

体内時計は、約5億年前のカンブリア紀以降、長い進化の過程で獲得されました。体内時計は、生命《いのち》の営みのすべてを統括してきました。２００５年、体内時計が乱れると病気になることが発見され、2012年、体内時計の乱れを直すと病気も治ることが報告されました[1、2]。

メタボリック症候群、高血圧、脂質異常症、糖尿病、うつ病、骨粗鬆症。その全てが、体内時計の異常が原因でした。がんになるのも、がんがどんどん広がっていくのも、体内時計の乱れが元凶でした。なんといっても驚いたのは、老化が進む早老現象や、アルツハイマー病などの認知症も体内時計が深くかかわっていたことです。

体内時計の乱れを修復すると、自律神経力、ホルモン力、免疫力のリズムが改善し、それとともにほとんどの病気が治っていきました。

一方で、現代人の体内時計は、リアル・ワールドに翻弄され、乱れています。今、私たちに求められるのは、それをどのように修復していくかという取り組みです。この項では、仕事と健康の能率に深くかかわる、体内時計の乱れを修復する方法を紹介していきます。

朝、起きる時刻を一定にして光を浴びる

最も大切なのは、朝、決まった時刻に起きて、太陽光を浴びることです。

光をいつ浴びるかによって、生体リズムの位相が変位する様相が異なります。この現象をアショフらは、位相反応曲線（あるいは、位相応答曲線）と名づけました。

たとえば、**夕方から夜に光を浴びると、サーカディアンリズムの位相は、さらに1時間後退し、地球の自転のリズムと2時間もかけ離れる**ことになります。もし、夜に光を浴びるような、乱れた生活様式を繰り返すと、生体リズムは乱れ、不眠がもたらされます。学童では、不登校の原因になります。生活習慣病や骨粗鬆症が発病し、がんにもなりやすくなります。

朝、明るい日差しを30分以上浴びることが、何よりも大切なのです。

週に一度だけでも6時間以上の睡眠を取る

ビジネスパーソンの多くは、睡眠時間の不足が体内時計の乱れの原因でしょう。パフォーマンスを上げるには、毎日6時間は眠りたいものです。どうしてもそれができない場合でも、週に一度だけは6時間の睡眠時間を取ってください。

必要な睡眠時間は一人ひとり異なります。自分に必要な睡眠時間を測定しておくと役に立ちます。1日ごとに眠った時間を計算し、10日分の平均値を計算すれば、それがあなたに必要な睡眠時間です（第3章参照）。

週に一度だけでも「あなたの睡眠時間」の分だけぐっすり眠ること。そして、前の晩の就寝時刻に関係なく、いつも同じ時刻に起きること。これが多忙な人がパフォーマンスを上げるための秘訣です。

朝食で生体リズムを整える

朝食も、生体リズムの針を整えてくれます。

朝食は、できるだけ決まった時刻に取ることが大切です。おいしいお茶やコーヒーとともに、温かい主食と、野菜が多めの副菜を用意します。そして、見た目も美しい朝食を取りましょう。

朝食の栄養刺激は、まず子時計の針を調整します。同時に親時計の針も合わせてくれます。前日の夕食から朝食までの長い空腹は、いったん体内時計の周期を短くして、見かけ上は時計の針が進みます。朝食を取ることで、進みすぎた時計の針を遅らせて、時刻を調整します。

旅館の朝食のように品数が多いと、時計を合わせる力が強いこともわかっています。

毎日そこまで朝食を準備するのはむずかしいと思いますが、心のこもった朝食を、ある程度しっかり取ることを心がけてください。

全身を活性化するためのホルモンのリズム調整にも、朝食は欠かせません。

九州大学名誉教授の川崎晃一博士は、高血圧の原因である食塩について、たとえ1日12グラムという高食塩摂取であっても、夕食時に多く取るようにすれば、血圧は低くなることを報告しています。

血圧を上げるレニン、アンジオテンシン、アルドステロンというホルモンが、朝から昼に高く、夕方に低いからです。アルドステロンが少ない夕方であれば、少し多めに塩分を取っても、さほど血圧は上がらないという理屈です。

HIF遺伝子と低酸素状態を上手に利用する

2019年のノーベル医学・生理学賞のテーマは、低酸素から身を守る仕組みの解明でした。

低酸素誘導性転写因子（Hypoxia Inducible Factor）の頭文字から名づけられたHIF遺伝子は、酸素が少ないときに現れる特徴があります。少しでも効率よく生き延びられるように、酸素が薄い環境に特有の、いくつもの特殊な仕組みを作り出す役割を

低酸素環境は生体リズムをより強力に整える

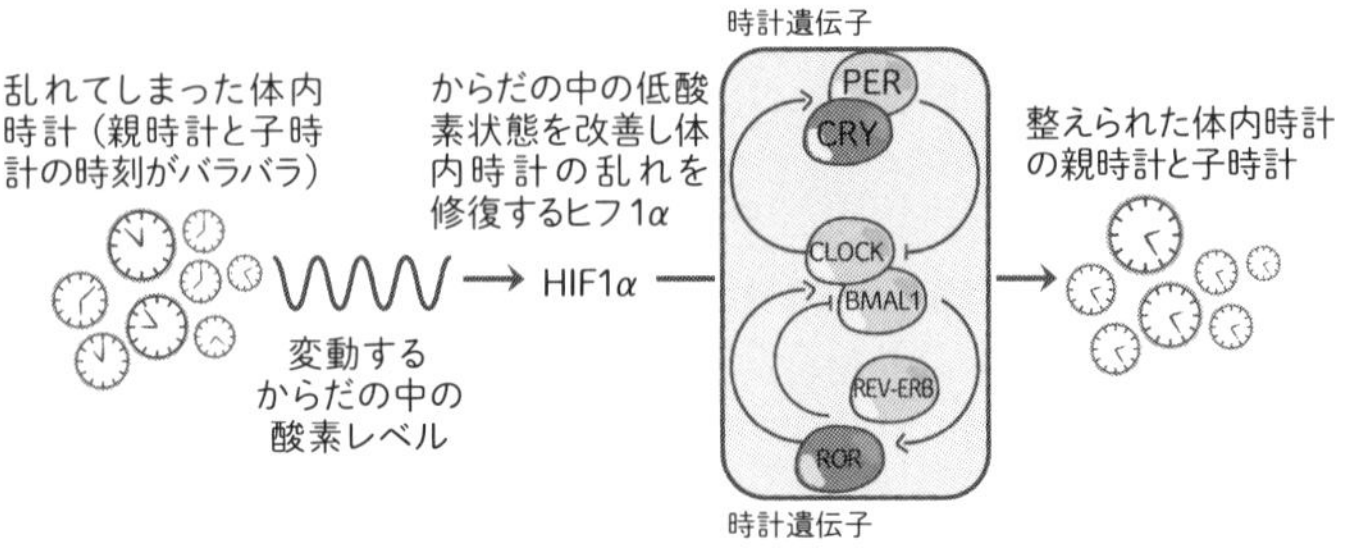

4000m級の高所は苛酷な低酸素環境となり、体内時計は狂いやすくなります。低酸素誘導性転写因子HIFには、生体リズムの働きを調節して体内時計を活発にし、低酸素環境で乱れた体内時計を整える力があります。乱れた体内時計を修復する手立てとして、HIFの応用が期待されます。

担っています。

　ＨＩＦは細胞の核の中に移行し、生命《いのち》の営みのいろいろな仕組みに、巧妙に働きかけます。互いに情報を交換し、生体に不利な低酸素環境を少しでもよい状況に改善するように働きかけています。

　たとえば、血管内皮細胞増殖因子（Vascular Endothelial Growth Factor、ＶＥＧＦ）という遺伝子を誘導して、新しい血管を作ります。そこには血液が流れますので血流が増え、酸素不足に苦しんでいる細胞に、少しでも多くの酸素を送り込みます。

　高所のような苛酷な低酸素環境において、ＨＩＦは生体リズムの働きを調節して体内時計を活発にし、低酸素環境で乱れかかった体内時計の働きを整える強い力がありま す。乱れた体内時計を修復し改善する手立てとして、ＨＩＦの応用が期待されます。

なお、最適の動脈血酸素飽和度は、個々で異なります。かかりつけ医との連繋が大切です。

海外旅行の時差ボケを防ぐ「機内食断食」

ジェットラグについて、もう少し考えてみましょう。

たとえば、日本からロサンゼルスへ行くとしましょう。日本とロサンゼルスの時差はマイナス16時間です。飛行時間が10時間として、日本を正午に出発すると、ロサンゼルスに着くのは午前6時。そのときの日本の時刻は22時なので、本来は夜になって休息する時間のはずなのに、なぜか日が昇り、朝になっている……。体内時計の時刻と実際の生活時間がずれてしまったわけです。これを「外的脱同調」と言います。

さらに、体内時計がコントロールしている体温や血圧、ホルモンの分泌、睡眠・覚醒といったリズムが、バラバラになる事態が起こります。これを「内的脱同調」といいます。

ジェット機で海外に行くと、血圧のリズムは、すぐに海外の生活リズムに順応することができます。心拍のリズムも、比較的早く順応していきます。

ところが、**体温や排便のリズムは、海外での生活リズムに順応するのに1〜2週間を必要とします**。旅行前は体の中でひとつに統一されていたリズムが、新しい環境下ではバラバラになってしまうのです。その結果、疲労感や頭痛、吐き気、胃腸障害、睡眠障害といった症状が起こります。これが時差ボケです。外的脱同調と内的脱同調が原因で引き起こされる、からだの不調です。

旅行時の時差ボケを防ぐ方法として、「移動中に機内食を食べない」があります。ハーバード大学のクリフォード・セイパー博士らの研究に基づくもので、正確には「旅行先で朝食を食べる時刻から逆算して、16時間は絶食する」という提唱です。

約16時間の絶食期間を設けると、腹時計のほうが、親時計より優先的に働きます。その結果、旅行先で食べる朝食の体内時計のリセット効果が高まる、というわけです。

16時間の絶食は少々つらいと思いますが、試してみる価値はありそうです。そして、旅先に着いたら、その国の時間に合わせて食事を取り、日中によくからだを動かし、夜は部屋を真っ暗にして眠るという行動パターンをとると効果が上がります。

ちなみに、もともと生体リズムがはっきりしている人、すなわち、ちゃんと昼夜のメリハリのある健康的な生活ができている人ほど、時差ボケが少ないこともわかっています。

さて、時差ボケは通常、帰国後2週間くらいで解消すると言われていますが、実は「揺り戻し現象」があるので要注意です。

休息と活動のリズム（すなわち、起床と就寝の時刻）に観察される24時間のリズムが海外旅行中には乱れてしまいます。このリズム異常は、帰国後1～2週間でいったん解消したように感じます。

しかし、**解消していたはずのリズム異常は、帰国後3週間目に再燃し、海外旅行中よりはるかに大きく乱れることが少なくありません**。このジェットラグ後遺症のようなリズム異常は、2週間ごとに再燃・軽快を繰り返しながら、元の健康状態に戻っていきます。時差の影響は、4～8週間は尾を引くと心得て、帰国後も体調に気を配りながら過ごしましょう。

テレビ体操で社会的ジェットラグの解消を

社会的ジェットラグを感じたら、体内時計の乱れを自覚して、効率よく調整する工夫が必要です。ここにパフォーマンスを上げる秘訣があります。

「朝に明るい日差しを十分に浴びる」「起床時に顔を洗う。髪をとかす。うがいや歯磨きをする」「朝食をしっかり取って、腹時計の調整をする」「午前中から日中の活動量を少しでも増やす」「夜になったらテレビやパソコンを消す」「就寝時は寝室を暗く、静かに保つ」といったことで体内時計を調整しましょう。

特におすすめしたい健康法が、テレビ体操と散歩です。朝のテレビ体操をしたあとに30分間の散歩をするのが、一番いいと思います。運動の効果はもちろんですが、毎朝決まった時間（6時25分）に始まり、「同じ時刻に起き、外で日を浴びる」という体内時計への働きかけが習慣になります。四季の自然に接することも、リフレッシュになるでしょう。

飲み物でリズムを整える

食事とは別に、お茶やコーヒー、ハーブにも生体リズムを調整する働きがあります。私たちのからだの細胞にある核内受容体に働きかけて生体リズムを整えます［1］。核内受容体の多くは体内時計の針を調節する役目を担っており、植物由来の成分や栄養素が作用して、生体リズムを調節しています。人のからだにはこうした受容体がいくつもあり、微量な成分でも受容体と結合することで効果が大きく増幅されるのです。

たとえば、ウコンのクルクミン、柑橘類に含まれるβクリプトキサンチン、タマネギなどに含まれるケルセチンなどの成分も、核内受容体に働きかけることで、コレステロールを改善したり、血糖値を正常に保ったり、心臓や脳の血管や細胞を保護したりしています。

緑黄色野菜、エンドウ、大豆、パセリ、生姜、唐辛子、ぶどうやパッションフルーツなども、細胞の核内受容体に働きかけて体内時計を元気にし、時計の針の乱れを整えます。

90分時計と3・5日時計に注目して体内時計を整える

リアル・ワールドで失われがちな生活リズムを守るには、からだにある「いろいろな体内時計」を上手に利用することが有効です。

私たちのからだには、さまざまなリズムが多重に宿っています。「ウルトラディアン・リズム」と呼ばれる、約5分、90分、8時間、12時間といったサーカディアン（24時間）よりも短い周期のリズムもあります。そして「インフラディアン・リズム」と呼ばれる、約3・5日、7日、30日、0・4年、1・3年といったサーカディアンよりも長い周期のリズムも存在します。

リアル・ワールドに直面して、サーカディアンリズムの乱れを避けられないときは、サーカディアン以外のリズムを意識し、活動と休息のメリハリをつけることで、体内時計の乱れを少なくしてください。

90分時計の健康度をチェックする

効率よく仕事をこなすには、90分のリズムで休憩するのがおすすめです。

それ以上続けても集中力が続かず、仕事にミスが出やすくなります。自律神経も乱れ、健康を損ねる原因になります。

サーカディアンリズムという24時間の体内時計のリズムを16区分した単位が90分です。このリズムで、私たちは昼夜を通し、休息と活動を繰り返しているのです。

次の7項目は、あなたの生活スタイルの一部になっていますか？　もし一致しない項目があったら、90分時計のリズム障害です。第2〜5章に紹介した生活治療で修復しましょう。

1. 仕事に取りかかって集中力が弱くなったなと思ったら約90分が経っていた
2. 口さみしくなってお菓子やお茶がほしくなった
3. 新しいアイディアが思い浮かぶタイミングもおおよそ90分ごとだ
4. 社の機密事項の処理で神経を使う作業。その作業効率の波はだいたい90分かな
5. 出張して研修。講義を受けていて集中できるのも約90分
6. 新入社員や若手社員の教育に持ち前の知識を十分に活用できるのも90分まで
7. 夜、眠っていて排尿のため中途で目が覚めるのも、就寝後の3時間か4・5時間後かな

90分は、環境に適応し生命を維持し続けるために不可欠なリズムです。

90分時計には、クライという時計遺伝子の働きが関係しています。人類は90分時計と時計遺伝子クライを駆使して、新しい環境に適応してきました。

私を含めた研究者チームは、宇宙飛行士の向井千秋さんとの共同研究で、国際宇宙ステーションに6カ月間滞在した宇宙飛行士の自律神経活動を解析しました。

この調査では、宇宙飛行士の脈拍数や副交感神経に、まず24時間リズム、90分リズムが現れました。興味深いのは、90分リズムが地上時の3倍の強さで現れたことです。未知の環境に適応するためには、90分時計を駆使する必要があったのです

生命活動にとって、90分時計はとても重要な時計です。生活スケジュールの基本単位として、90分リズムを上手に利用しましょう。

90分時計、8時間時計、24時間時計が協同して働く、起床後の1時間

起床とともにストレスホルモンのコーチゾル（副腎皮質ホルモン）が上昇し、24時間リズムが始まります。起床の時間帯は、眠りを采配していた90分時計から、からだと脳の活動を高めるための90分時計に切り替わるタイミングに当たります。さらに、眠りから覚醒モードに切り替える血管収縮ホルモンが上昇し、8時間リズムが始まる時間帯でもあります。

つまり、**起床後の1時間は、90分時計、8時間時計、24時間時計の3つの体内時計**

—表4—

ホルモン力を診断するための9つのチェック

自覚症状	ホルモンの異常
1. 規則正しく起床できない	1. 目覚めホルモンの副腎皮質ホルモンの生体リズムが乱れている
2. 規則正しく朝食を取っていない	2. 眠りホルモンのメラトニンが乱れている
3. 朝からたっぷり野菜を食べていない	3. 隠れ糖尿病ホルモンのインスリンの働きが低下
4. 朝、軽い運動ができていない	4. 活力ホルモンのカテコランの働きが低下
5. 幸せだと感じていない	5. 愛情ホルモンのオキシトンが低下
6. 最近運動をしていない	6. 感情ホルモンのオレキシンが低下
7. 気分の落ち込みや不安がある	7. 幸せホルモンのセロトニンが不足
8. 性欲がない	8. 性ホルモンが不足
9. 内臓肥満といわれたことがある	9. 内臓ホルモンの働きが低下

が協同して働き、その日の健康度をチェックする重要な時間帯なのです。

まずはチェックリストで、ホルモン力の健康度を調べてみましょう。

もし、乱れの項目が見つかったら、第2〜5章の生活治療で修復してください。

3・5日の生活リズムを整える

私たちは、交替制勤務が血圧の変動リズムに及ぼす影響について、アクティブ・トレーサーという機器を使って調べました。

通常勤務（日勤）と夜勤の看護師の血圧をそれぞれ連続記録し、そのデータを解析しました。通常勤務の看護師では、血圧の変動に約24時間、約12時間、約8時間のリズムが抽出されました。一方、夜勤の看護師では、約24時間のリズムは27時間に延長され、約12時間と約8時間のリズムは不明瞭になっていました。そして、新たに約3・5日のリズムが現れてきました。

これと似た現象として、過重労働を繰り返す会社員の活動周期に3・5日のリズムが見られます。残業や休日出勤もいとわず仕事している人たちをモニターすると、3・5日の周期で活動量の増減があるのです。

これは、私たちのからだに無理が利く限度を示しているように思えます。どうがんばっても、高い活動量を維持できる時間には限界があり、ピークを過ぎると活動量が下がってきます。その山と谷の周期が3・5日なのです。三日坊主もリズムのうちと考えると面白いですね。

シフトワークに就いている人は、3・5日の生活リズムを整えることが大切です。たとえば、**3・5日ごとに休みを取るのもひとつの手です。日曜が休日だったら、次は水曜か木曜に休むといった具合**です。そこで、しっかり休息するとともに、体内時計をリセットするような生活を心がけるといいでしょう。

また、仕事中は5分時計や90分時計を意識してください。5分ごと、90分ごとにリフレッシュや短い休憩を挟むことで、からだに無理がかからず、仕事の効率も上がります。

ミネソタ大学のハルバーグ教授と著者は、7日のリズムを「サーカセプタン」と名づけましたが、7日の周期性よりも3・5日の周期性が本来のリズムではないかとも考えています。

実際に、さまざまなからだの活動に、3・5日または7日のリズムが見られることは、数多く報告されています。たとえば、母親の胎内では、胎児の生体リズムは24時間よりも、圧倒的に7日のリズムが大きいことがわかっています。生まれたばかりの新生児の血圧にも、24時間周期よりも、明瞭な7日間周期が見られます。大人でも、新生児ほどはっきりはしていないものの、家庭血圧の変動性に7日間あるいは3・5日の周期が見られるのです［1］。

夜勤のある人は、週の途中で体内時計をリセットする

海外渡航にともなう時差ボケ以上に深刻なのが、シフトワークや夜勤の影響による生体リズムの乱れです。

たとえば、医師や看護師、パイロットや客室乗務員、警察官や消防士、タクシーの運転手など、シフトワークや夜勤を余儀なくされる職業には、がんや生活習慣病が多いことが知られており、その主因は生体リズムの乱れです。

産業医科大学の久保達彦博士が1万4000人の男性勤労者を対象に行った調査では、通常勤務の人に比べて、**昼夜交替のあるシフトワークの人では前立腺がんの発症が3倍も多かった**のです。今では体内時計の乱れががんの発症につながる理由も明らかにされています。

シフトワークより、夜間勤務だけのほうが体内時計の乱れが少なくがんの発症も少ないという報告があります。とはいえ、常に夜間に働く生活スタイルは、家族や知人

と過ごす時間の確保が難しいなど、社会生活の質という面での問題がありそうです。交替勤務制は、心臓にも悪影響を及ぼします。血圧と心拍数のサーカディアンリズムが乱れて、心不全や不整脈を起こしやすくなるためです。心臓に持病がある人はシフトワークには向かないと言えます。

24時間動き続ける現代社会において、シフトワークという勤務体制が欠かせない以上、早急に対応策を見出す必要があります。生体リズムへの影響を考慮しながら、シフトワークのスケジュールを設定することが、企業に求められています。

また、2500ルクス以上の照度を持つ特殊な照明器具をオフィスに導入し、光を浴びる時間帯と健康とのかかわりを調査する試みも必要です。

生活治療で不都合な遺伝子を変える

時計遺伝子に異常があると、生活リズムが乱れやすく、老化が早く進むことが分かってきました。正常な時計遺伝子を持っている人の2倍から3倍も、病気になりやすく、寿命も短いというのです。

では、もし時計遺伝子が異常だったら、人生は真っ暗なのでしょうか。そうではありません。それは生活治療で改善することができます。

私が医学生だったころ、遺伝子は生命の設計図で、それは一生変わることはないと教えられました。頭のいい子と悪い子は遺伝子で決定されていて、生まれてからではどうしようもないというのが定説でした。

その後、研究者はこぞって遺伝子解読に夢中になり、1985年からヒトゲノム計画、遺伝子研究（ゲノミクス）が進められました。そして、2003年、ついに人の遺伝子のすべてが解読されました。

このとき私たち医師は、医療はこれで大きく進歩するに違いないと期待しました。病気の背景にある遺伝子がすべて解読されたわけですから、そう思っても無理はありません。

しかし、結局、医療に大きな進歩は何も得られませんでした。

今、遺伝子に多型、変異があるからといって、かならずしも病気になるわけではないことがわかっています。私たちの生き様を担っているのは、遺伝子ではないからです。

遺伝子から作られるタンパクが、それを司っていたのです。不都合な遺伝子で生まれてきたとしても、**食事・運動・睡眠を健全にする生活治療でジャンクDNAを働かせて、好都合なタンパクに変えればよい**のです。

生活治療は病気の予防とパフォーマンスの向上にどれだけ有効なのでしょうか？この分野の研究はまだまだ進行中ですが、もし、不都合な時計遺伝子を受け継いでいたとしても、生活治療で体内時計を整えれば、目を見張るほどの成果が得られるはずです。

時計遺伝子を整える基本は、運動で自律神経の働きを高めること、睡眠でホルモン力をアップすること、食事で腸の働きを整えて便通をよくし免疫力を整えることの3つです。

人生は遺伝子で決められているは「嘘」

19世紀半ばにメンデルが発見したえんどうを扱った遺伝子の法則を、私も小学校や中学校で教わりました。メンデルの法則によれば、「あなたの遺伝子は両親の遺伝子の混ぜ合わせで作られていて、それは死ぬまで変わることはありません」「あなたの将来は完全に遺伝子に縛られていて、選択の余地などまったくありません」。そう教わってきました。

しかし、これはまったくの誤りでした。

私たちの人生は遺伝子で決められているわけではなかったのです。

何を食べるか？　どのように眠るか？　どのように仕事をこなして充実感を得ているか？　それでも溜まってくるストレスをどう処理しているか？　など、どのような生活を送るかで、私たちは「遺伝子の縛り」から確実に変わることができます。

親から受け継いだ遺伝子のすべてを、遺伝子的に変えることが可能なのです。今では「フレキシブルな遺伝」という考えが通っています。

2000年、当時の米国大統領、ビル・クリントンが立ち上げたヒトゲノムプロジェクトを発端にして、ヒトゲノム時代の幕が上がりました。研究の結果、約30億個ある人のゲノムのうち、遺伝子の数はたった2万2000個だったことがわかりました[1]。1000個程度の細胞しかもたない線虫ですら、遺伝子数は1万9000個ですから、予想よりもずっと少なかったのです。

全ゲノムのたった2%が遺伝子で、それ以外の98%がジャンクDNAでした。人の生命活動を担当するタンパクは10万個近くあります。遺伝子とはそのタンパクを指定して合成するための情報を持ったDNAのことです。

たった2万2000個の遺伝子で、10万個のタンパクを、どのようにして賄っているのでしょう？　実は、タンパクを合成することができないはずの、ジャンクDNAにその謎を解く鍵がありました。

仕事で得られる充実感や達成感、仕事のストレス、何を食べるか、どれくらい眠るか、恋人との時間やショッピングなど、日々の生活がジャンクDNAに働きかけます。その情報を受けたジャンクDNAが遺伝子にかかわることで、遺伝子の働きは常に改変し続けます。暮らしぶりを変えれば、人は遺伝子的に確実に変わることができるのです。

一卵性双生児はまったく同じ遺伝子なのに、異なる生活環境で成長すると、違う姿・形が現れてきます。顔立ちまで変わることがありますし、違う病気になります。

パフォーマンスを上げるためにも、**両親から受け継いだ遺伝子の力に頼るのではなく、毎日をいかに過ごすか、その環境を整えることが大切**なのです。

遺伝子検査の精度はまだ十分ではない

遺伝子検査が登場して、体質や将来の病気のリスクなどを教えてくれるようになりました。健康のために欠かせない手段になるかもしれません。

それでは、遺伝子検査を受けたほうが得なのでしょうか？

いいえ、そうとは言い切れません。遺伝子検査にはまだ大きな落とし穴があります。

次の3つのことを心得ておきましょう。

第１の留意点は、遺伝子検査の結果を正しく受けとめるために必要な知識を持っておくことです。

私たちの個性を作っているのは、ＤＮＡの変異です。その多くはスニップと呼ばれる塩基配列のごく僅かな変化です。同じ日本人でも体型や体質、肌の色などに個人差があるのは、スニップの所為です。

スニップはすでに数百万個見つかっています。遺伝子検査もこのスニップを利用しています。高血圧や肥満、コレステロールや中性脂肪の異常など、病気の原因になるスニップが発見されています。糖尿病の原因のスニップなどは10個以上も見つかっています。

病気の原因になるスニップが見つかったからといって、すぐに病気になるわけではありません。スニップ数は１つや２つではなく、誰でも多く見つかるのが普通ですから、それらが互いにどう影響し合うかが重要になります。まだ、不明な点が多々あります。

したがって、遺伝子検査で得られた情報にあまり翻弄されないことです。しっかりした知識が得られるにはまだまだ研究不足です。

スニップの95%は遺伝子ではなく、ジャンクDNAの中にあります。からだが弱く病気になりやすい、などの個性を決めているのは、ジャンクDNAです。体内時計を整えて、よりよい睡眠と食事と運動を工夫すれば、不利な体質もよくなります。

2つ目の注意点は、保険会社への対応です［1］。遺伝子の突然変異を受け継いだ人が、遺伝子検査を受けた場合、保険会社は入会を拒否したり、あるいは高額の保険料を請求したりできます。この損害は、あなたの家族や、遺伝子を受け継ぐ子孫にまで降りかかります。日本人のようにマイナンバーを持っている場合は、たとえ匿名で検査を受けても、簡単に個人の身元を特定できる恐れがあります。遺伝子検査のコストが下がり、方法もより簡単になるなか、ゲノムがハッキングされないとは言えないのです。

3つ目の注意点は、DNAの解析精度についての課題です。次世帯シーケンサーと呼ばれる高速塩基配列決定装置が登場し、ヒトのゲノムでも

1週間程度で配列が決定できるようになりました。15年前のヒトゲノム計画のときには10年以上もかかっていた遺伝子解析が、500分の1の時間に短縮され、費用も10万円程度になりました。

しかし、大きな課題が残されています。**ヒトゲノム計画は完了したと言われていますが、解析が終了したのは2%だけ**で、私たちの個性を作り新しい環境に順応させるジャンクDNAは、この解析装置では正確には読めていないのです。

ジャンクDNAの領域にこそ健康を維持するための秘訣が隠されているのですから、高額な費用をつぎ込んでまで遺伝子検査を受けるのは、まだまだ時期尚早と考えるべきでしょう。

どうすれば遺伝子の宿命から解放される？

遺伝子の発現はフレキシブルです。

私たちが持っている遺伝子は、あえて言うなら、ピアノソナタの楽譜のようなものです。ピアニストがソナタを奏でるとき、楽譜に書かれた音楽はテンポ、強弱、トーン、音色、音量でさまざまに変化します。優しく弾くことも強く弾くことも、あるいは、ゆっくり弾くことも急いで弾くことも、ピアニストの思いのまま、まるで別の曲のように変化します。楽器を変えれば、同じ曲でも調べは違ってきます。

遺伝子もこのように調べを替えることができます。遺伝子の発現を変える戦略について考えてみましょう。

仕事ばかりに奔走せずに、ちょっとの余裕を作りましょう。まずは「伸び」をして、そして「深呼吸」をします。ゆっくりと息を吸い込み、そしてゆっくりと吐いてみます。伸びと深呼吸をするだけで、疲れた脳とからだを休息モードにしてくれます。

伸びをしたその瞬間から、からだの中で腕の筋肉と、呼吸の筋肉と、脳の遺伝子が応答して調整されます。伸びと深呼吸をしたときの快感は、安堵の記憶と未来への予測を導き、脳神経を働かせて遺伝子を変えていきます。

すべての生活行動やその環境に応答して、私たちの遺伝子は常に変化し続けているのです。

遺伝子の発現をオンにしたりオフにしたり、あるいは発現量を増やしたり減らしたりなど、遺伝子の柔軟性を変える戦略の代表が、暮らしぶりです。

食事・運動・休息・入浴・眠りのリズムを整える工夫が大切です。私はそれを生活治療と呼んでいます。

もちろん、禁煙や節酒、薬をのみすぎない、X線検査はほどほどに、毎日のストレスを整えることなども戦略の一部です。

遺伝子を変えるための食養生
ロイヤルゼリーとほうれん草

女王蜂は脚が長く、からだつきもほっそりしています。そして、長生きです。働き蜂は針を一度使ったら死んでしまうのに、女王蜂は何度でも使うことができます。働き蜂の寿命はたったの数週間なのに、女王蜂は何年も生きることができます。

女王蜂と働き蜂は、きっと遺伝的に異なっているのだろう。だれでもそう思うに違いありません。

しかし、**女王蜂の遺伝子は、働き蜂の遺伝子とまったく同じ**なのです［1、2］。では、なぜこれほど極端な違いが現れるのでしょう。

実は、女王蜂になる幼虫は、働き蜂になる幼虫よりも、よいものを食べて育つのです。若い働き蜂の口で作られるロイヤルゼリーをたっぷり食べて育つと、ライバルとの競争に勝ち抜き、優雅で長生きの女王蜂に育つのです。

ロイヤルゼリーにはアミノ酸がたっぷり含まれていて、その中のDNAメチルトランスフェラーゼが、働き蜂にする遺伝子を抑えることで女王蜂が育つのです［3］。ロイヤルゼリーが持っている力のことを、遺伝学的働き（ジェネティクス）を換えるという意味合いで、エピ（修飾された）ジェネティクスの仕組みと呼んでいます。

私たちの生活の中でロイヤルゼリーのような働きをしているのが「食物」です。**たとえば、ほうれん草にはロイヤルゼリーと同じような魔法の力があります。**ほうれん草に含まれるベタインという物質が、エピジェネティックな仕組みで肉料理に含まれる発がん物質を抑え込むのです。ほうれん草をたくさん食べると、大腸がんの発症を半分にまで減らすことができたとの研究報告があります［4］。

もちろん、ほうれん草だけに魔法の力があるのではありません。緑黄色野菜や魚介類、海藻などの食物繊維など、多様性に富んだ食事にはどれにも、エピジェネティックな仕組みが組み込まれています。

一方、エピジェネティックな変化は、健康を損なう方向に現れることもあります。タバコ、飲料水、過度な運動、検査で受けるX線、仕事場や家庭でのストレス、あるいは多すぎる薬などが、遺伝子の働きや発現量に変化を及ぼして病気をもたらすことになります。

時計遺伝子にも数多くのスニップがあります。朝型の人と夜型の人、時差ボケしやすい人としない人、不眠症になりやすい人とよく眠られる人。この違いは時計遺伝子の変異（スニップ）が原因です。

エピジェネティックな仕組みで、遺伝子と体内時計の働きを適切にリプログラミングして、健康なからだ作りを始めましょう。できあがった健康なからだは、リフォームされた遺伝子として、子どもや孫の代まで受け渡すことができます［5、6］。

あとがき

ここ十数年の間に、健康を支えるための科学は目を見張る勢いで進歩し、新しい視点での生活治療が唱えられるようになりました。科学の進歩とともに、これまで見えなかったマクロ（10^{27}m の宇宙の規模から）とミクロ（10^{-35}m の素粒子の規模まで）の世界が見えるようになり、この進歩を医療に応用することで、ここ数年の間に、健康医学は大きく様変わりし、劇的に変化しました。

健康医学の進歩は、体内時計に操られて暗躍する3つのキーワードで表すことができます。

最初のキーワードは「グリア細胞」です［1］。

アインシュタインの脳の話題とともにアストログリアが注目され、私たちはなぜ1

日の3分の1も眠らなければならないのか、睡眠の必然性が明らかにされました。

第2のキーワードは、「ジャンクDNA（正式には、非コードDNA領域。また、本来非コードRNAと記述すべき部分も含んでいます）」です［2］。

アメリカ大統領、ビル・クリントン主導のヒトゲノムプロジェクト（2000―2003）によって、人の一生を決めると思われていた遺伝子DNAは、遺伝情報を包み込むゲノムのたった2％の領域にすぎないことがわかりました。残りの98％のDNAは役に立たないガラクタ（ジャンク）でした。最近になって、このジャンクDNAに焦点が当てられるようになりました。実は、健康を維持し病気を治すための情報は、遺伝子ではなく、ジャンクDNAに収められていたからです。

第3のキーワードは、「デフォルト・モード・ネットワーク」という名の脳の働きです［3］。

脳の働きの推移がfMRIで連続的に見えるようになって、大変なことが発見されました。何もせずにぼんやりと過ごしているときのほうが、脳の活動範囲が広かったのです。その発見以来、体内時計と脳の機能的ネットワークとのかかわりが明らかにされてきました。

本書ではこの3つのキーワードを随所に織り込みながら、体内時計とは何かを考え、体内時計をパフォーマンス向上に役立てるための生活術を紹介してきました。
体内時計は健康の維持と病気予防の根幹であり、健康増進にはなくてはならないものです。

読者のみなさんには、時間医学の智恵をもっとビジネスに活かし、「直感」と「論理」に新風を吹き込んでいただきたいと思います。そして、パフォーマンスを格段に上げていただきたいと願っております。

一方、リワル・ワールドに目を向けると、体内時計の恩恵を無にする生活スタイルが横行しています。しかし、それは社会活動と表裏一体になっていて、規則正しい生活リズムを取り戻すことは至難の業です。社会活動と生活スタイルが一蓮托生であるならば、そのなかで生体リズムを取り戻す工夫を模索するしかありません。
幸い私たちのからだには、サーカディアン以外に、5分時計、90分時計、8時間時計、12時間時計、そして3・5日時計、7日時計など、複数の体内時計が宿っています。この多様なリズムを応用することで、健康を維持し、病気を防ぎ、パフォーマンスを向上させる手立てを探っていくべきだと思います。

まずは、3・5日（サーカセマイセプタン）と7日（サーカセプタン）のリズムに焦点を当てるのがいいでしょう。サーカディアンメディシンとともに、サーカセマイセプタン、サーカセプタンを目指すのが効果的です。第6章にその一部を紹介しました。

ミネソタ大学のフランツ・ハルバーグ教授とともに提唱してきた時間医学（クロノメディシン）は、今、その第二楽章の幕が上がるところです。

北海道浦臼町の時間医学健診は、ハルバーグ教授とともに2001年に開始した取り組みです。もう20年になります。町民のみなさんの血圧や動脈硬化度、気分やもの忘れ度、歩く速さやからだのしなやかさなどの検査をしながら、健康についての話をうかがってきました。そして、浦臼町に合った医療のあり方を求め、健康増進のための工夫を試行錯誤してきました。

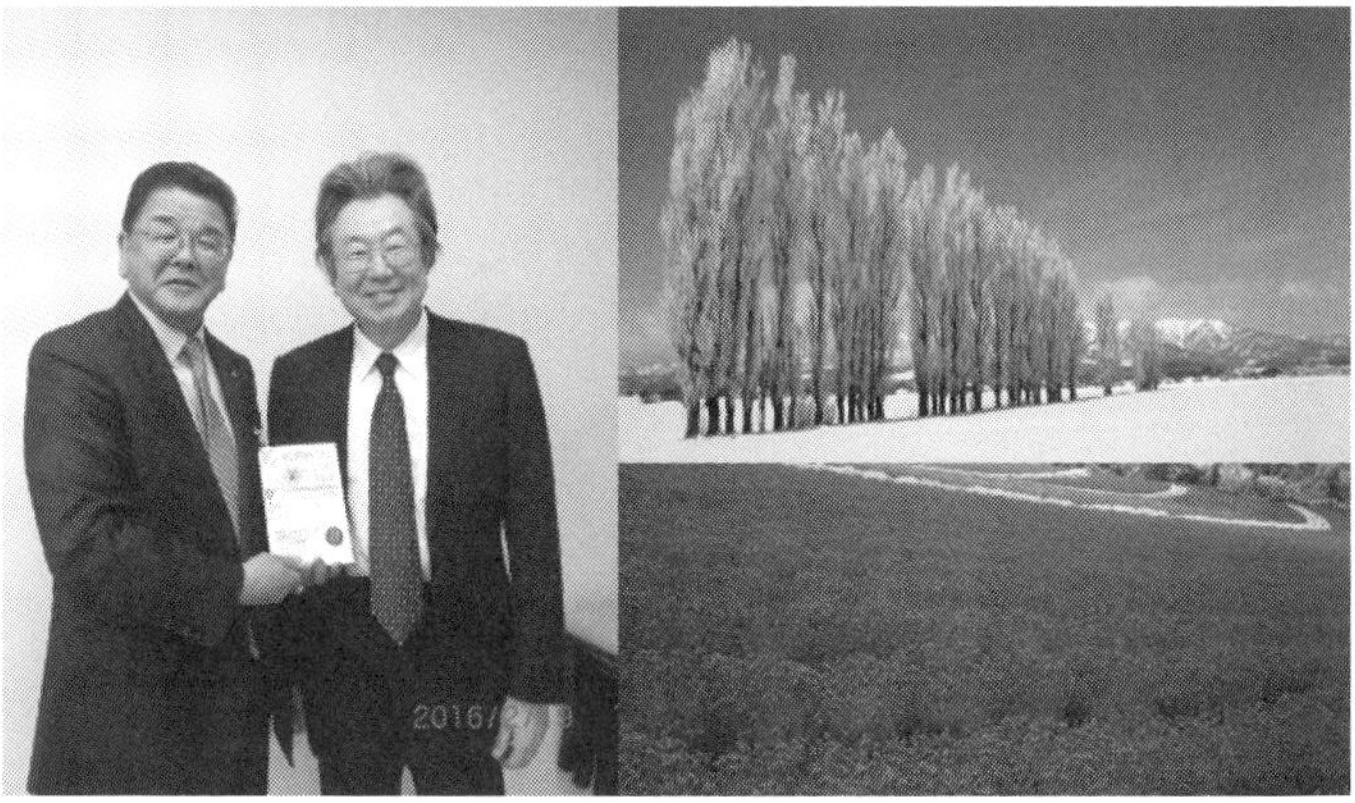

右上：北海道浦臼町の冬。雪化粧をしたポプラ並木。右下：浦臼町の夏。ラベンダー畑。（秋保義幸氏撮影）
左：体内時計の視点から軽度認知症を早期発見し、認知症への進行を予防するためのプロジェクトを立ち上げた斉藤純雄町長（左）と著者。

ハルバーグ教授には二度にわたり、浦臼町においでいただきました。サーカディアンとサーカセプタンの視点から、未病を早期に診断し病にいたるのを防ぐ方策について、ご意見とご指示をいただきました。

２０１５年からは、これまでの15年間の健康診断の成果をもとに、斉藤純雄浦臼町長の主導で、軽度認知症（ＭＣＩ）を早期発見し、認知症を予防するための新規プロジェクトが開始されました。

今、体内時計と認知症とのかかわりは、世界の健康科学のトップ・トピックになっています。温厚でいつもニコニコ笑っておられる町長からの熱いエールに支えられて、着々とその成果を上げることができています[4]。この場をお借りして、その温情に厚く御礼申し上げます。

本書は、前著『40代以上の女性がやってはいけないこと』(春秋社、2019年)の姉妹編です。本書を読んで、女性の場合はどうなのだろうと疑問を持った方は、どうぞ前著をご覧ください。

最後に、フォレスト出版の森上功太編集長に御礼申し上げます。新宿のホテルの5階にあるクリニックで、忙しく患者さんを診ているとき、突然、「時間医学の視点から、ビジネスパーソンのためにパフォーマンスが上がる習慣術」を著してほしいとの、熱い申し出を受けました。クロノメディシンからサーカディアンメディシン、そしてサーカセプタンメディシンへと、時間医学研究が発展していくちょうど折り目の時期でしたので、森上編集長の申し出を二つ返事でお引き受けしました。

時間医学の最新の進歩をふんだんに盛り込むことができたと思っています。ビジネスパーソンである読者が、時間医学の智恵をビジネスの世界に取り込み、さらなる成果を上げることを願っております。

２０２０年２月

大塚邦明

脚注・出典

[序　章]

1. M. I. ポスナー、M. E. レイクル（養老孟司、加藤雅子、笠井清登訳）脳を観る:認知神経科学が明かす心の謎.（第1版4刷）、日経サイエンス社、東京、2004 pp 341
2. 小林武彦. DNAの98%は謎：生命の鍵を握る「非コードDNA」とは何か. ブルーバックス B-2034、講談社、2019 第5刷、東京、pp206

[第1章]

時を刻むペースメーカー細胞 ニューロンとグリア

1. Woelfle MA, Ouyang Y, Phanvijhitsiri K, Johnson CH. The adaptive value of circadian clock; An experimental assessment in cyanobacteria. Curr Biol 2004, 14: 1481-1486.
2. Bell-Pedersen D, Cassone VM, Earnest DJ et al. Circadian rhythms from multiple oscillators: Lessons from diverse organisms. Nat Rev Genet 2005; 6: 544-556.
3. Oster H, Challet E, Ott V et al. The functional and clinical significance of the 24-hour rhythm of circulationg glucocorticoids. Endocr Rev 2017; 38: 3-45.
4. Brancaccio M, Patton AP, Chesham JE, Maywood ES, Hastings MH. Astrocytes control circadian timekeeping in the suprachiasmatic nucleus via glutamatergic signaling. Neuron 2017; 93: 1420-1435.e5. doi: 10.1016/j.neuron.2017.02.030.
5. Hastings MH, Maywood ES, Brancaccio M. The mammalian circadian timing system and the suprachiasmatic nucleus as its pacemaker. Biology 2019; 8: 13. doi:10.3390/biology8010013.
6. Mederos S, Gonzalez-Arias C, Perea G. Astrocyte-neuron networks: A multilane highway of signaling for homeostatic brain function. Front Synaptic Neurosci 2018; 10: 45. Doi: 10.3389/fnsyn.2018.00045.
7. Clasadonte J, Scemes E, Wang Z, Boison D, Haydon PG. Connexin 43-mediated astroglial metabolic networks contribute to the regulation of the sleep-wake cycle. Neuron 2017; 95: 1365-1380.

歳をとると時間が早くなるのには理由がある

1. 大塚邦明. 時間内科学、中山書店、東京、2013 pp 325
2. 大塚邦明. こころの時間を統括する島皮質、〝7日間24時間血圧からみる時間高血圧学〟、大塚邦明 著、医学出版、東京、2014、pp 139-148.
3. Craig AD. Nature Rev Neurosci 2009; 10: 59-70.
4. Chen CY et al. Proc Natl Acad Sci U S A. 2016; 113: 206-211.

[第2章]

アインシュタインの脳

1. Diamond MC, Scheibel AB, Murphy GM Jr, Harvey T. On the brain of a scientist: Albert Einstein. Exp Neurol. 1985; 88(1): 198-204.
2. Colombo JA, Reisin HD, Miguel-Hidalgo JJ, Rajkowska G. Cerebral cortex astroglia and the brain of a genius: a propos of A. Einstein's. Brain Res Rev. 2006; 52(2): 257-263.
3. Falk D. New Information about Albert Einstein's Brain. Front Evol Neurosci. 2009; 1: 3. doi: 10.3389/neuro.18.003.2009. e Collection 2009.
4. Falk D, Lepore FE, Noe A. The cerebral cortex of Albert Einstein:

a description and preliminary analysis of unpublished photographs. Brain. 2013; 136(Pt 4): 1304-1327.
5. Chen H, Chen S, Zeng L, Zhou L, Hou S. Revisiting Einstein's brain in Brain Awareness Week. Biosci Trends. 2014; 8(5): 286-289.

昼食後15分の昼寝がパフォーマンスを最大化する

1. Asada T et al. Associations between retrospective recalled napping behavior and later development of Alzheimer's disease: association with APOE genotypes. Sleep 2000; 23: 629-634.

強いプレッシャーの下でもプレーできる能力を高める

1. R・ダグラス・フィールズ（米津篤八、杉田真訳）．激情回路 - 人はなぜ「キレる」のか．春秋社、東京、2017　pp. 456

パフォーマンスを上げる昼の主役は前頭葉の眼窩前頭皮質

1. Setogawa, T., Mizuhiki, T., Matsumoto, N. et al. Neurons in the monkey orbitofrontal cortex mediate reward value computation and decision-making. Commun Biol 2019 ‥ 2, 126. doi:10.1038/s42003-019-0363-0

直感的発想力を磨く

1. R・ダグラス・フィールズ（米津篤八、杉田真訳）．激情回路 - 人はなぜ「キレる」のか．春秋社、東京 2017 pp. 456
パフォーマンスを上げるもうひとつの昼の主役はメンタル・タイム・トラヴェル
1. マイケル・コーバリス著 鍛原多恵子訳．意識と無意識のあいだ（ブルーバックス B-1952）講談社東京 2015 pp. 213
2. トーマス・ズデンドルフ著 寺町朋子訳．現実を生きるサル 空想を語るヒト 白揚社 東京 2015 pp. 446
3. Suddendorf T, Corballis MC. Mental time travel and the evolution of the human mind. Genet Soc Gen Psychol Monogr. 1997;123:133-167.
4. 大塚邦明．40代以上の女性がやってはいけないこと：体内時計を味方につけて健康になる．春秋社、東京、2019 pp. 228

［第3章］

小胞体ストレスを癒すジャンクＤＮＡ

森和俊．細胞の中の分子生物学：最新・生命科学入門．ブルーバックス B-1944. 講談社、東京、2018（第８刷）、pp. 244.

眠りはアルツハイマー病の予防に不可欠

1. Nedergaard M. Garbage truck of the brain. Science 2013; 340: 1529-1530.
2. Xie L, Kang H, Xu Q, Chen MJ et al. Sleep drives metabolite clearance from the adult brain. Science 2013; 342: 373-377.
3. Yo-El SJ, Jennifer S, Mcleland MSW, Christina D et al. Sleep quality and preclinical Alzheimer disease. JAMA Neurol 2013; 70: 587-593.
4. Spira AP, Gamaldo AA, An Y, Wu MN et al. Self-reported sleep and β –amyloid deposition in community-dwelling older adults. JAMA Neurol 2013; 70: 1537-1543.
5. Ooms S, Overeem S, Besse K et al. Effect of 1 night of total sleep deprivation on cerebrospinal fluid β –amyloid 42 in healthy middle aged men: a randomized clinical trial. JAMA Neurol 2014; 71: 971-977.

不眠には、いくつかのパターンがある

1. American Academy of Sleep Medicine. 2014. The international

classification of Sleep Disorders (3rd ed.). Darien, IL: American Academy of Sleep Medicine.

【第4章】

運動で遺伝子を変える

1. Fernandes J, Arida RM, Gomez-Pinilla F. Physical exercise as an epigenetic modulator of brain plasticity and cognition. Neurosci Biobehav Rev. 2017; 80:443-456.
doi: 10.1016/j.neubiorev.2017.06.012.
2. ネッサ・キャラリー（中山潤一訳）ジャンクＤＮＡ：ヒトゲノムの98%はガラクタなのか?.丸善出版、東京、pp. 412
3. Ehlen JC et al. Bmal1 function in skeletal muscle regulates sleep. Elife 2017,6.
4. Agudelo LZ et al. Skeletal muscle PGC-1alpha1 modulates kynurenine metabolism and mediates resilience to stress-induced depression. Cell 2014; 159: 33-45.
5. Lourenco MV et al. Exercise-linked FNDC5/irisin rescues synaptic plasticity and memory defects in Alzheimer's models. Nature Medicine 2019; 25: 165-175.
6. Clasadonte J et al. Connexin 43-mediated astroglial metabolic networks contributes to the regulation of the sleep-wake cycle. Neuron 2017; 95: 1365-1380.
7. Kaasik K et al. Glucose sensor O-GlcNAcylation coordinates with phosphorylation to regulate circadian clock. Cell Metab 2013; 17: 291-302.
8. Peek CB et al. Circadian clock interaction with HIF1alpha mediates oxygenic metabolism and anaerobic glycolysis in skeletal muscle. Cell Metab 2017; 25: 86-92.

コラム5．本物は直感で見極めろ

1. シッダールタ・ムカジー著、野中大輔訳 不確かな医学 朝日出版、東京、2018、pp.133.
2. 桜川 Daヴィんち．超訳ダ・ヴィンチ・ノート．飛鳥新社、東京、2019

骨粗鬆症の薬にも落とし穴がある

1. Taaffe DR, Snow-Harter C, Connolly DA, Robinson TL, Brown MD, Marcus R. Differential effects of swimming versus weight-bearing activity on bone mineral status of eumenorrheic athletes. J Bone Miner Res. 1995; 10(4): 586-593.

夕方の運動が脳を健康にする

1. van Praag H et al. Proc Natl Acad Sci USA 1999; 96: 13427-13431.
2. Wrann CD et al. Cell Metab 2013; 18: 649-659.
3. Soya H et al. Biochem Biophys Res Commun 2007; 358: 961-967.
4. Di Liegro CM et al. Genes 2019; 10: 720. doi:10.3390/genes10090720
5. Mavros Y et al. J Am Geriatr Soc 2017; 65: 550-559.
6. Mueller PJ et al. Clin Exp Pharmacol Physiol 2007; 34: 377-384.

慢性痛に有効なのが朝と夕の軽い運動

1. Senba E, Okamoto K, Imbe H：Brain sensitization and descending facilitation in chronic pain states. In：Wilke WS (ed)：New Insights into Fibromyalgia. INTECH, Rijeka, Croatia, pp19–40, 2011
2. 仙波恵美子：痛みが慢性化する脳メカニズム．神経内科78：348–360．2013
3. McLoughlin MJ, Stegner AJ, Cook DB：The relationship

between physical activity and brain responses to pain in fibromyalgia. J Pain 12 ： 640–651, 2011
4. Ellingson LD, Shields MR, Stegner AJ, et al ： Physical activity, sustained sedentary behavior, and pain modulation in women with fibromyalgia. J Pain 13 ： 195–206, 2012

座りすぎをやめる
1. Shrestha N, Kukkonen-Harjula KT, Verbeek JH, Ijaz S, Hermans V, Pedisic Z. Workplace interventions for reducing sitting at work. Cochrane Database of Systematic Reviews 2018, Issue 12. Art. No.: CD010912. DOI: 10.1002/14651858.CD010912.pub5.
2. 岡 浩一郎.「座りすぎ」が寿命を縮める. 大修館, 東京, 2017, pp.167

【第5章】
サプリは効くは大きな間違い
1. Kuroda R et al. Chiral blastomere arrangement dictates zygotic left-right asymmetry pathway in snails. Nature 2009; 462: 790-794.
2. 黒田玲子. 生命世界の非対称性 - 自然はなぜアンバランスが好きか. 中公新書 1992.
3. Han SN et al. Vitamin E and gene expression in immune cells. Annals of the New York Academy of Sciences 2004; 1031: 96-101
4. Major JM et al. Genome-wide association study identifies three common variants associated with serologic response to vitamin E supplementation in men. J Neutrition 2012; 142: 866-871.

栄養素として必須微量元素の亜鉛はなぜ必要なのか？
1. Hara T et al. J Physiol Sci 2017; 67: 283-301.

腸はビジネスパーソンのパフォーマンスを上げるための花畑
1. エムラン・メイヤー（高橋 洋 訳）腸と脳 ： 体内の会話はいかにあなたの気分や選択や健康を左右するか. 紀伊國屋書店, 2018 東京, pp.327
2. Anukam KC et al. Augmentation of antimicrobial metronidazole therapy of bacterial vaginosis with oral probiotic Lactobacillus rhamnosus GR-1 and Lactobacillus reuteri RC-14: randomized, double-blind, placebo controlled trial. Microbes Infect 2006; 8: 1450-1454.

オメガ3とオメガ6脂肪酸とは
1. Ninomiya T, Nagata M, Hata J, Hirakawa Y, Ozawa M, Yoshida D, Ohara T, Kishimoto H, Mukai N, Fukuhara M, Kitazono T, Kiyohara Y. Association between ratio of serum eicosapentaenoic acid to arachidonic acid and risk of cardiovascular disease: the Hisayama Study. Atherosclerosis. 2013; 231: 261-267.
2. Nagata M, Hata J, Hirakawa Y, Mukai N, Yoshida D, Ohara T, Kishimoto H, Kawano H, Kitazono T, Kiyohara Y, Ninomiya T. The ratio of serum eicosapentaenoic acid to arachidonic acid and risk of cancer death in a Japanese community: The Hisayama Study. J Epidemiol. 2017; 27: 578-583. doi: 10.1016/j.je.2017.01.004.

食物アレルギーを予防する亜麻仁油
1. Kunisawa J et al. Sci Rep 2015; 5: 9750.
2. Nagatake T et al. J Allergy Clin Immunol 2018; 142: 470-484. e12.
3. Sasaki A et al. Cell Rep 2018; 23: 974-982.
4. Lauby-Secretan B et al. N Engl J Med 2016; 375: 794-798.

タンパク質を十分に取らないと脂肪肝になる

1. Nishi H et al. Sci Rep 2018; 8: 5461.

食物繊維は体内時計を整え、こころを癒すための食の基本

1. Macfarlane GT, Macfarlane S. Fermentation in the human large intestine: its physiologic consequences and the potential contribution of prebiotics. J Clin Gastroenterol. 2011; 45:S120-127. doi: 10.1097/MCG.0b013e31822fecfe.
2. Tahara Y et al. Gut microbiota-derived short chain fatty acids induce circadian clock entrainment in mouse peripheral tissue. Sci Rep. 2018; 8: 1395. doi:10.1038/s41598-018-19836-7

緑茶でがんを予防する

1. Kumazoe M et al. Sci Rep 2015; 5: 9474.
2. Yamashita S et al. Sci Rep 2018; 8: 10023.

内臓肥満を改善し糖尿病を予防するコーヒー

1. van Dam RM, Hu FB. JAMA 2005; 294: 97-104.
2. Tiffon C Int J Mol Sci 2018; 19. doi:10.3390/ijms19113425.
3. de Toro-Martin J et al. Nutrients 2017; 9: doi:10.3390/nu9080913.

【第6章】

リアル・ワールドに溢れる社会的ジェットラグ

1. Wittmann M, Dinich J, Merrow M, Roenneberg T. Social jetlag: misalignment of biological and social time. Chronobiol Int. 2006; 23: 497-509.
2. Roenneberg T, Allebrandt KV, Merrow M, Vetter C. Social jetlag and obesity. Curr Biol. 2012; 22: 939-943. doi: 10.1016/j.cub.2012.03.038. Epub 2012 May 10. Erratum in: Curr Biol. 2013
3. Smarr BL, Schirmer AE. 3.4 million real-world learning management system logins reveal the majority of students experience social jet lag correlated with decreased performance. Sci Rep. 2018; 8: 4793. doi: 10.1038/s41598-018-23044-8.
4. ノーベル医学賞「体内時計研究」の意外な功績 特定の遺伝子が果たす役割を解明 2017/10/03 8:00 ロイター通信 https://toyokeizai.net/articles/-/191405
5. Ledford H, Callaway E. Circadian clocks scoop Nobel prize. Nature 2017; 550: 17

Adams C, Blacker E, Burke W. Circadian biology for public health. Nature 2017; 551: 33

ジェットラグ症候群 ドジャースがヤンキースに分が悪いわけ

1. Sasaki M, Kurosaki Y, Mori A et al. Pattern of sleep-wakefulness before and after transmeridian flight in commercial airline pilots. Avia Space Environ Med 1986; 57: B29-42.

乱れた体内時計を修復する

1. 大塚邦明．病気にならないための時間医学：生体時計の神秘を科学する．ミシマ社、東京、2007 pp. 261
2. 大塚邦明．体内時計の謎に迫る：体をまもる生体のリズム．技術評論社、東京、2012 pp. 255

飲み物でリズムを整える

1. 大塚邦明．40代以上の女性がやってはいけないこと：体内時計を味方につけて健康になる．春秋社、東京、2019 pp.228

3・5日の生活リズムを整える

1. 大塚邦明．体内時計の謎に迫る：体をまもる生体のリズム．技術評論社、東京、2012 pp. 255

人生は遺伝子で決められているは「嘘」

1. 小林武彦．ＤＮＡの98％は謎：生命の鍵を握る「非コードDNA」とは何か．ブルーバックスB-2034、講談社、2019第5刷、東京、pp206．

遺伝子検査の精度はまだ十分ではない

1. シャロン・モアレム著中里京子訳．遺伝子は変えられる：あなたの人生を根幹から変えるエピジェネティックスの真実、ダイヤモンド社、東京、2018 第2刷、pp.340

遺伝子を変えるための食養生ロイヤルゼリーとほうれん草

1. Kamakura M Royalactin induces queen differentiation in honeybees. Nature 2011; 473: 478.
2. Chittka A, Chittka L. Epigenetics of royalty. PLOS Biology 2010; 8: e1000532.
3. Lyko F et al. The honeybee epigenetics: differential methylation of brain DNA in queens and workers. PLOS Biology 2010; 8: e1000506.
4. Parastramka M et al. MicroRNA profiling of carcinogen-induced rat colon tumors and the influence of dietary spinach. Molecular Nutrition Food Research 2012; 56: 1259-1269.
5. Franklin T et al. Epigenetic transmission of the impact of early stress across generations. Biological Psychiatry 2010; 68: 408
6. シャロン・モアレム（中里京子訳）．ダイヤモンド社、東京、2018（第2刷）、pp.340.

あとがき

1. R・ダグラス・フィールズ著、小松佳代子訳．もうひとつの脳 ニューロンを支配する陰の主役「グリア細胞」．講談社、東京、ブルーバックス、2018
2. 小林武彦、ＤＮＡの98％は謎 生命の鍵を握る「非コードＤＮＡ」とは何か．講談社、東京、ブルーバックス、2019
3. Otsuka K, Cornelissen G, Kubo Y, Shibata K, Hayashi M, Mizuno K, Ohshima H, Furukawa S, Mukai C. Circadian challenge of astronauts' unconscious mind adapting to microgravity in space, estimated by heart rate variability. Sci Rep 2018; 8: 10381. doi: 10.1038/s41598-018-28740-z.
4. 大塚邦明他．軽度認知症を早期発見するための ToCA-MCI．Ther Res 2017; 38: 579-621.

キーワード索引

【あ】
アインシュタインの脳　58
亜鉛　183
握手　85
朝型の人　91
朝のタンパク質の摂取　190
アストログリア　59、96
アストロサイト　23、24、110
亜麻仁油　200
アミノ酸が多様に含まれた食事　204
アミノ酸は左手型　182
アミロイドβ　112
アラキドン酸　199
アルツハイマー病　97、117、147

【い】
1時間程度の時差ボケ　221
「意識」の世界を担う脳　81
意識の脳　14
位相反応曲線　228
遺伝子　254
遺伝子検査　251、253
遺伝子の発現　256
遺伝子の発現を変える　255
インスリン様成長-1因子　190
インターバルトレーニング　160
インフラディアン・リズム　238

【う】
動かない時計　35
宇宙飛行士　158
ウルトラディアン・リズム　238
運動治療　166
運動で自律神経　248
運動による遺伝子への働き　146
運動による体内時計への働き　147
運動能力　153
運動のスケジュール　154

【え】
エイコサペンタエン酸　199
ＨＩＦ　232
ＨＩＦ遺伝子　231
ＨＩＦ1アルファ　148
エピジェネティックな変化　258
エピ(修飾された)ジェネティクスの仕組み　257
エピジェネティクス　146、163、214
1／ｆのリズム　64
1／ｆゆらぎ　86
エルヴィン・ビュニング　29

【お】
起きてから1時間以内に朝食　211
親時計　22、31
オレキシン　148

【か】
外的脱同調　233
核内受容体　237
カフェイン　138
眼窩前頭皮質　73、77、80
がん細胞の種　44

【き】
90分時計　61、67、79、97、240
90分リズム　68、76
起床後1時間のルーチン　61
強制的非24時間実験法　37
キラリティ　103、179、182

【く】
薬のキラル　180
クライという時計遺伝子　240
グリア　17
グリア細胞　23、24、96、111
グリアと眠り　24
グレープフルーツ　122
クロノタイプ　89
クロノタイプ質問紙　89、92
クロノメディシン　262

【け】
経管栄養　41、188
血糖値スパイク　210

【こ】
コーヒー　214
5分時計　79、244
効率のいい運動時刻　155
高齢者の脳の前頭葉　49
五感に響かない情報　59
こころの時計　28、49
骨粗鬆症　156
子時計　31、172
子時計の針　223
コミュニケーション力　84
コリーン・マクラング　49
コレステロールと健康　202
【さ】
サーカセプタン　244、262
サーカディアンメディシン　262
サーカディアンリズム　33
サーカディアンリズムの乱れ　239
サーチュイン　124
サーチュインの活性バランス　193
3・5日という1週間の半分のリズム　223
細胞周期　44
左右差　180
【し】
16時間は絶食　234
ジェットラグ　233
ジェットラグ後遺症　235
ジェットラグ症候群　224
時間アロマ　175
時計遺伝　26、30、70、172
時計遺伝子に見守られた細胞周期　44
時計遺伝子の異常　91
時計細胞　30
時間美容　173、176
時間旅行　28
持久性運動　160
視交叉上核　15、31
時差ボケ　39、46、234
次世代AI栄養学　204
室温調節　135
シフトワーク　243、245
脂肪肝　203
脂肪分が多い食事　125
社会的ジェットラグ　219
社会の24時間化　222
ジャンクDNA　17、146、147、248、250
腫瘍（がん）マーカー　178
女王蜂と働き蜂　256
小胞体ストレス　101
小胞体ストレス応答　101
食事　41
食事で腸の働き　248
食事の回数　93
食物アレルギーを抑える効果　201
食物繊維　206、258
徐波睡眠　96
【す】
睡眠時無呼吸症　114
睡眠時無呼吸症候群　128
睡眠相後退症候群　130
睡眠でホルモン力　248
睡眠日誌　108
睡眠不足を補う方法　109
睡眠紡錘　111
ストレス　103
スニップ　252
座りすぎ　167
【せ】
生活習慣　20
精巣の細胞　35
生体リズム障害　116
生体リズムの位相　39
前帯状回と島皮質　163
前頭前野　71、78
【た】
体内時計　15、23、26
体内時計の乱れを修復　227
体内時計の夜の主役　96
体内時計のリズム　37
第六感　90
【ち】
中心静脈栄養　42、188
朝食　230

朝食のメニュー　189
腸と脳の対話　194
腸内細菌　194、206
腸内フローラ　97、196、216
腸内フローラの生体リズム　207
腸は「第2の脳」　205
直感　150
直感的発想力　77

【て】
低酸素環境　232
適応　22
適応能力　15
デフォルト・モード・ネットワーク　15、75、87、162
デルタ波　110
テレビ体操　236

【と】
トーマス・ズデンドルフ　87
頭頂葉　59
糖尿病　211
時計遺伝子　32、43
時計細胞　32
ドコサヘキサエン酸　199

【な】
内臓脂肪　201
内的脱同調　234
懐かしい思い出　84
24時間時計　61

【に】
2型糖尿病　213
西行き飛行　225
日照時間　122
ニューロン　23
入浴　129
妊娠時の食生活　215

【ね】
眠気のリズム　68
寝る3時間前　186

【の】
脳にある「島」という領域　82
脳の機能的ネットワーク　15
脳の松果体　117
脳の「側坐核」という領域　85
ノンレム睡眠　106、131
8時間時計　61、241

【は】
発がん　43
発がん性　178
腹時計　27、187、234
腹時計のリズム　40

【ひ】
光受容の感度　47
東行き飛行　225
必須微量元素　182
必要な睡眠時間　108、133、229
ヒトゲノム計画　247、254
ヒトゲノム時代　250
皮膚のリズム　174
昼寝　66
昼寝の上手なとり方　69
昼間の眠気　142

【ふ】
フォービッドン・ゾーン　225
深酒　127
不規則な生活　43
不規則な生活リズム　223
不都合な遺伝子　248
不飽和脂肪酸　124、198
不眠　113
不眠症　113
フランツ・ハルバーグ　262
フリーラン　36
ブリア＝サヴァラン　205
フレキシブルな遺伝　249
プレッシャー　71
プレバイオティクス　196、207
プロバイオティクス　196
プロラクチン　171

【へ】
ベストの選択　79
ヘレン・ケラー　60
ベンジャミン・リベット　12

【ほ】
ほうれん草　257
ボディラングウィージ　85
骨の形成と吸収の24時間リズム　156
ポリフェノール　124、214
ホルモンのリズム調整　223

【ま】
マーカス・レイクル　87
マイオカイン　146、159
マイケル・コーバリス　87
毎秒1回のサイクル　110
マインドフルネス　62
マインドワンダリング　88
マクロの世界　16
慢性痛症　162

【み】
ミカンに含まれるポリフェノール　208
ミクロの世界　16、17
乱れた腹時計　216
三日坊主のリズム　65

【む】
無意識の感度　90
「無意識」の世界　25
無意識の世界　14、83
「無意識」の世界を担う脳　81
無意識の箱　14

【め】
迷走神経　206
メラトニン　117
メラノプシン　47、120
免疫の働き　44
免疫力　45
メンタル・タイム・トラベル　86、87

【や】
夜勤のある看護師　223
約12時間のリズム　105
約3・5日のリズム　243
約90分の睡眠サイクル　131

【ゆ】
有酸素運動　155

【よ】
抑肝散　103
夜20時以降の食事　186
夜型の人　91
夜に光を浴びる　228
弱い運動　166
弱い骨　159

【ら】
ラベンダー　123

【り】
リアル・ワールド　18、39、218
リノレン酸　200
リフォームされた遺伝子　258
リボソーム　101
緑茶カテキン　207

【れ】
レオナルド・ダ・ヴィンチ　150
レジスタンス運動　160
レム睡眠　106
連続血糖測定装置　209

【著者プロフィール】

大塚邦明（おおつか・くにあき）

1948年生まれ。東京女子医科大学名誉教授。ミネソタ大学ハルバーグ時間医学研究センター特任研究員。東京女子医科大学特定関連施設戸塚ロイヤルクリニック所長。九州大学医学部卒業。高知医科大学を経て、1998年、東京女子医科大学東医療センター総合内科教授、2008年、同大学東医療センター病院長に就任。専門は循環器内科学、高齢者総合内科学、睡眠医学、時間医学。日本自律神経学会会長、日本時間生物学会会長、日本循環器心身医学会会長、世界時間生物学会会長などの要職を歴任。ミネソタ大学との共同研究で開拓したクロノミクス・メディシンを取り入れた総合的内科学／老年学診療の開拓実践に取り組んでいる。『睡眠と体内時計を科学する』『時間内科学』『健やかに老いるための時間老年学』など著書多数。日本における体内時計（時間医学）の第一人者。

最高のパフォーマンスを
引き出す習慣術

2020年8月23日　　初版発行

著　者　大塚邦明
発行者　太田　宏
発行所　フォレスト出版株式会社
〒162-0824 東京都新宿区揚場町2-18　白宝ビル5F
電話　03-5229-5750（営業）
　　　03-5229-5757（編集）
URL　http://www.forestpub.co.jp

印刷・製本　中央精版印刷株式会社

ISBN978-4-86680-089-9　Printed in Japan